全国医药高职高专护理类专业"十二五"规划教材

# 护理礼仪与人际沟通

主　编　孙元儒　韩　悦
副主编　马利文　王景然

中国医药科技出版社

# 内 容 提 要

本书是全国医药高职高专护理类专业"十二五"规划教材之一，依照教育部教育发展规划纲要等相关文件要求，紧密结合卫生部执业护士资格考试特点，根据《护理礼仪与人际沟通》教学大纲的基本要求和课程特点编写而成。

全书共分 12 章，主要介绍礼仪的基本理论，日常行为礼仪，护士仪表、举止、言谈、交往、工作礼仪等，另外还介绍了护理人际沟通的相关理论，护理工作中的关系沟通、语言沟通、非语言沟通及沟通艺术等内容，在编排上，每章前提出学习目标和案例导入，加强了课堂的互动性，让学生主动参与课堂教学，章末辅以实训，突出实用性和可操作性。

本书适合医药卫生高职高专、函授及自学高考等护理类专业相同层次不同办学形式教学使用，也可作为医药行业培训和自学用书。

**图书在版编目（CIP）数据**

护理礼仪与人际沟通 / 孙元儒，韩悦主编 . —北京：中国医药科技出版社，2013.7

全国医药高职高专护理类专业"十二五"规划教材

ISBN 978-7-5067-6139-0

Ⅰ . ①护… Ⅱ . ①孙… ②韩… Ⅲ . ①护理–礼仪–高等职业教育–教材 ②护理学–人际关系学–高等职业教育–教材 Ⅳ . ① R47

中国版本图书馆 CIP 数据核字（2013）第 177175 号

美术编辑 陈君杞
版式设计 郭小平

出版 中国医药科技出版社
地址 北京市海淀区文慧园北路甲 22 号
邮编 100082
电话 发行：010-62227427 邮购：010-62236938
网址 www.cmstp.com
规格 787×1092mm $^1/_{16}$
印张 11 $^1/_2$
字数 223 千字
版次 2013 年 7 月第 1 版
印次 2013 年 7 月第 1 次印刷
印刷 廊坊市广阳区九洲印刷厂
经销 全国各地新华书店
书号 ISBN 978-7-5067-6139-0
定价 24.00 元
本社图书如存在印装质量问题请与本社联系调换

# 全国医药高职高专护理类专业"十二五"规划教材建设委员会

# 编委会

《护理礼仪与人际沟通》

主　编　孙元儒　韩　悦

副主编　马利文　王景然

编　者　（按姓氏笔画排序）

马利文（泰山护理职业学院）

王　爽（北京卫生职业学院）

王永芳（廊坊卫生职业学院）

王景然（包头职业技术学院）

庄西艳（泰山护理职业学院）

孙元儒（泰山护理职业学院）

李晓莉（咸阳职业技术学院）

张淑红（廊坊卫生职业学院）

韩　悦（北京卫生职业学院）

# 编写说明

当前，我国医药高等职业教育教学已步入了一个新的发展阶段，教育部门高度重视，依托行业主管部门规范指导，各学术团体和高等院校也开展了更加深入的医药高等职业教育教学改革的研究。为贯彻落实《国家中长期教育改革和发展规划纲要(2010~2020年)》和全国医学教育工作会议精神，结合我国"十二五"规划关于医疗卫生改革的战略和政策，适应最新颁布的护士执业资格考试新大纲的要求，推动高质量教材进课堂，2012年9月，在卫生计生委人才交流服务中心的指导下，中国医药科技出版社联合中华预防医学会公共卫生教育学会职教分会，在总结"十一五"期间教材建设经验的基础上，组织泰山护理职业学院、广西卫生职业技术学院、北京卫生职业学院、廊坊卫生职业学院、通辽职业学院、济南护理职业学院等十余所院校，启动了全国医药高职高专护理类专业"十二五"规划教材的编写工作。

《国家中长期教育改革和发展规划纲要（2010~2020年)》提出当前我国职业教育应把提高质量作为重点，到2020年，我国职业教育要形成适应经济发展方式转变和产业结构调整要求、体现终身教育理念、中等和高等职业教育协调发展的现代职业教育体系。作为重要的教学工具，教材建设应符合纲要提出的要求，符合行业对于医药职业教育发展的要求、符合医药职业教育教学实际的要求。根据全国医药行业的现状和对护理高技能型人才的需求，医药高职高专教学公共核心知识体系和课程体系的建立、精品课程与精品教材的建设，成为全国医药高职高专院校护理类专业教学改革和教材建设亟待解决的任务。

在编写过程中我们坚持以人才市场需求为导向，以技能培养为核心，以医药高素质实用技能型人才培养必需知识体系为要素，规范、科学并符合行业发展需要为该套教材的指导思想；坚持"技能素质需求→课程体系→课程内容→知识模块构建"的知识点模块化立体构建体系；坚持以行业需求为导向，以国家相关执业资格考试为参考的编写原则；坚持尊重学生认知特点、理论知识适度、技术应用能力强、知识面宽、综合素质较高的编写特点。

本套教材根据全国医药高职高专院校护理类专业教学基本要求和课程要求进行编写，涵盖了护理类专业教学的所有重点核心课程和若干选修课程，可供护理及其相关专业教学使用。欢迎广大读者特别是各院校师生提出宝贵意见。

**全国医药高职高专护理类专业"十二五"**
**规划教材建设委员会**
**2013年6月**

# 前言 / PREFACE

本书是全国医药高职高专护理类专业"十二五"规划教材。本书以现代医学模式和整体护理模式对护理人员的要求为出发点，紧密围绕培养高素质技能型专门人才为目标，力求体现以"能力为本位，以岗位需求为标准"的课程建设目标，本着思想性、科学性、先进性、启发性、适用性的原则编写而成。

本书是研究护士在职业活动中的礼仪现象、沟通问题及其发展规律的一门应用性学科。通过本课程的学习，使学生能够掌握护理礼仪、人际沟通的相关知识技巧，并灵活运用到护理工作中，提高服务质量，有利于实现以人的健康为中心的整体护理服务，有助于培养素质优良、行为规范的高素质技能型护理人才培养目标。

本书共12章，54个学时。主要包括礼仪的基本理论，日常行为礼仪，护士仪表、举止、言谈、交往、工作礼仪等，对礼仪要求作了全面、详细的介绍，并辅以具体的实训考核；另外还介绍了护理人际沟通的相关理论，护理工作中的关系沟通、语言沟通、非语言沟通及沟通艺术等，也辅以具体的实训考核。本书结构完整，融理论、实践、案例于一体，适合高职高专护理专业和医学相关专业学生使用。

本书的编写得到了中国医药科技出版社领导的指导和帮助，参考了国内外大量的书刊资料，借鉴了国内外一些学者的最新研究成果和材料，在此一并表示感谢。

由于编者水平所限，疏漏和错误之处在所难免，敬请使用教材的各位同仁和同学提出宝贵意见。

编者
2013 年 3 月

# 目录 /CONTENTS

第一章　礼仪的基本理论 / 1

第一节　礼仪概述 …………………………………………………… (1)

一、我国礼仪的起源与发展 ……………………………………… (1)

二、礼仪的概念和分类 …………………………………………… (3)

三、礼仪的特点和原则 …………………………………………… (5)

四、礼仪的作用 …………………………………………………… (7)

第二节　护理礼仪 …………………………………………………… (8)

一、护理礼仪的含义及特征 ……………………………………… (8)

二、护理礼仪的重要性及培养 …………………………………… (9)

第三节　礼仪教育的意义 ………………………………………… (10)

一、学习礼仪的意义 ……………………………………………… (10)

二、学习礼仪的方法 ……………………………………………… (11)

第二章　日常行为礼仪 / 13

第一节　家庭礼仪 ………………………………………………… (13)

一、家庭的基本知识 ……………………………………………… (13)

二、家庭礼仪要求 ………………………………………………… (14)

第二节　生活中常用的行为礼仪 ………………………………… (16)

一、接待礼仪 ……………………………………………………… (16)

二、通讯礼仪 ……………………………………………………… (17)

三、拜访礼仪 ……………………………………………………… (20)

四、求职礼仪 ……………………………………………………… (21)

实训一　求职面试 ………………………………………………… (25)

第三章　护士仪表礼仪 / 28

第一节　仪容礼仪 ………………………………………………… (28)

一、头发的修饰 …………………………………………………… (28)

二、面部的基本修饰 ……………………………………………… (30)

三、肢体的修饰 ……………………………………………………… (32)

四、面部的表情 ……………………………………………………… (33)

第二节 服饰礼仪 …………………………………………………… (34)

一、服饰概述 ………………………………………………………… (34)

二、护理工作中的服饰礼仪 ………………………………………… (37)

实训二 护士工作装和微笑训练 …………………………………… (39)

**第四章 护士举止礼仪 / 42**

第一节 基本举止 …………………………………………………… (42)

一、手姿 ……………………………………………………………… (42)

二、站姿 ……………………………………………………………… (45)

三、坐姿 ……………………………………………………………… (46)

四、行姿 ……………………………………………………………… (47)

五、蹲姿 ……………………………………………………………… (49)

第二节 护理工作中常见的体态礼仪 ……………………………… (50)

实训三 护士形体训练 ……………………………………………… (52)

**第五章 护士言谈礼仪 / 55**

第一节 言谈的基本礼仪 …………………………………………… (55)

一、言谈的基本特征 ………………………………………………… (56)

二、言谈中的基本礼仪 ……………………………………………… (56)

第二节 护理工作中的言谈礼仪 …………………………………… (62)

一、护患交流的技巧 ………………………………………………… (62)

二、护患交流的禁忌 ………………………………………………… (65)

三、护理操作中的情景语言 ………………………………………… (67)

实训四 护患交流技巧 ……………………………………………… (69)

**第六章 护士交往礼仪 / 72**

第一节 基本交往礼仪 ……………………………………………… (72)

一、介绍礼仪 ………………………………………………………… (73)

二、电话礼仪 ………………………………………………………… (76)

三、电梯礼仪 ………………………………………………………… (78)

四、见面礼仪 ………………………………………………………… (78)

第二节 护理工作中的言谈礼仪 …………………………………… (80)

一、与患者的交往礼仪 ……………………………………………… (80)

二、与同事的交往礼仪 ……………………………………………… (83)

三、涉外活动礼仪 ·········································· (84)

实训五　护士交往礼仪训练 ······························ (85)

## 第七章　护士工作礼仪 / 88

第一节　概述 ·············································· (88)

一、护理工作礼仪的基本要求 ·························· (88)

二、护理操作中的礼仪规范 ···························· (89)

第二节　门诊与急诊护理工作礼仪 ······················ (90)

一、门诊护理工作礼仪 ································· (90)

二、急诊护理工作礼仪 ································· (92)

第三节　病房护理工作礼仪 ······························ (94)

一、基本要求 ········································· (94)

二、各病房护理工作礼仪的特点 ······················ (95)

实训六　护士工作礼仪训练 ······························ (98)

## 第八章　护理人际沟通的相关理论 / 100

第一节　沟通概述 ········································ (101)

一、沟通的含义与类型 ································· (101)

二、沟通的构成要素与基本模式 ······················ (103)

三、沟通的特点与功能 ································· (104)

第二节　人际沟通理论 ···································· (105)

一、人际沟通的含义与类型 ···························· (105)

二、人际沟通的层次与特征 ···························· (105)

三、人际沟通的影响因素 ······························ (107)

第三节　护理工作中的人际沟通 ·························· (109)

一、人际沟通在护理工作中的作用 ····················· (109)

二、护士人际沟通能力的培养 ·························· (110)

## 第九章　护理工作中的关系沟通 / 113

第一节　患者的关系沟通 ·································· (113)

一、护患关系的性质和特点 ···························· (114)

二、护士的角色功能 ··································· (115)

三、患者的角色特征与行为适应 ······················ (117)

四、护患关系的基本模式与内容 ······················ (118)

五、护患关系的发展过程与影响因素 ·················· (119)

六、影响护患关系的因素 ······························ (119)

第二节　护士与患者家属的关系沟通 ……………………………………… (121)

一、患者家属的角色特征 …………………………………………………… (121)

二、患者家属的关系冲突 …………………………………………………… (122)

三、护士在与患者家属沟通中的角色作用 ……………………………… (122)

第三节　护理工作中的其他关系沟通 …………………………………… (123)

一、护士与医生之间的关系沟通 ………………………………………… (124)

二、护际之间的关系沟通 ………………………………………………… (126)

三、与其他健康工作者之间的关系沟通 ………………………………… (127)

实训七　护患关系沟通训练 ……………………………………………… (128)

第十章　护理工作中的语言沟通 /131

第一节　语言沟通的基本知识 …………………………………………… (131)

一、语言沟通的含义与功能 ……………………………………………… (131)

二、语言沟通的类型 ……………………………………………………… (132)

三、语言沟通的基本原则 ………………………………………………… (134)

第二节　护患沟通的主要形式——交谈 ………………………………… (135)

一、交谈的基本含义和类型 ……………………………………………… (135)

二、护士交谈的基本特征 ………………………………………………… (136)

三、护士与患者的交谈技巧 ……………………………………………… (137)

第三节　护患语言沟通中的基本技巧 …………………………………… (139)

一、倾听技巧 ……………………………………………………………… (139)

二、语言技巧 ……………………………………………………………… (139)

三、提问技巧 ……………………………………………………………… (140)

四、安慰技巧 ……………………………………………………………… (141)

实训八　护患语言沟通技巧训练 ………………………………………… (141)

第十一章　护理工作中的非语言沟通 /143

第一节　非语言沟通的基本知识 ………………………………………… (143)

一、非语言沟通的含义与特点 …………………………………………… (143)

二、非语言沟通的原则与功能 …………………………………………… (144)

第二节　非语言沟通的主要形式 ………………………………………… (145)

一、体态语言 ……………………………………………………………… (145)

二、面部表情 ……………………………………………………………… (146)

三、眼神与目光接触 ……………………………………………………… (146)

四、人际距离 ……………………………………………………………… (147)

五、时间控制 ……………………………………………………………… (147)

六、仪表衣着与环境布置 ······ (148)

七、接触 ······ (148)

八、类语言和辅助语言 ······ (148)

第三节 护理实践中的非语言沟通 ······ (149)

一、非语言沟通在护理工作中的作用 ······ (149)

二、护士非语言沟通的基本要求 ······ (150)

三、非语言沟通在护理工作中的应用 ······ (151)

实训九 护理工作中非语言沟通训练 ······ (153)

## 第十二章 护理实践中的沟通艺术 /156

第一节 治疗性沟通技巧 ······ (156)

一、治疗性沟通概述 ······ (156)

二、治疗性沟通中的技巧策略 ······ (157)

三、治疗性沟通的影响因素 ······ (158)

第二节 特定情景中的沟通艺术 ······ (159)

一、与特殊情绪患者的沟通 ······ (159)

二、临床护理不良事件的应对技巧 ······ (160)

三、积极应对护理投诉 ······ (161)

第三节 跨文化护理中的沟通艺术 ······ (163)

一、跨文化护理理论的相关知识 ······ (163)

二、跨文化护理沟通的影响因素与障碍 ······ (163)

三、跨文化护理理论的应用与策略 ······ (165)

参考答案 ······ (168)

参考文献 ······ (171)

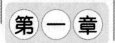

第一章

# 礼仪的基本理论

**【引导案例】**

某医院内科病房，三床李先生正在输液，该换液体时，王护士正在给另一位患者做治疗，就匆忙对同事喊："快点！快点！三床患者快完啦……"此话一出口，李先生十分反感地说："谁快完啦？我不是好好的嘛。"王护士说："我不是说你快完了，我说的是药液快输完了。"李先生道："有你这么说话的吗？"两人便因此发生了争执。

请问：你如何评价王护士的言行？你作为护士应如何解决这些护患关系的问题？

我国是以"礼仪之邦"著称的文明古国，重礼仪、守礼法、行礼教已深入人心，成为中华民族特有的文化特质。礼仪不仅反映了一个国家的社会风气，也是一个民族精神文明进步的重要标志。在现代社会，礼仪在各行各业都发挥着重要作用，随着护理模式的转变以及护理理念的发展，护士的工作范围和内容都开始发生巨大变化。所以倡导护理礼仪学习、提高护士的道德素养、规范护士的言行举止，都有利于提高护士的综合素质，从而进一步提高护理工作的服务质量。因此加强护理礼仪的学习，已经成为护理教育中不可缺少的重要课程。

## 第一节　礼仪概述

### 一、我国礼仪的起源与发展

#### （一）礼仪的起源

**1. 从理论上说，礼的产生，是人类为了协调主客观矛盾的需要**

首先，礼的产生是为了维护自然的"人伦秩序"的需要。人类为了生存和发展，必须与大自然抗争，不得不以群居的形式相互依存，人类的群居性使得人与人之间相互依赖又相互制约。在群体生活中，男女有别，老少有异，既是一种天然的人伦秩序，又是一种需要被所有成员共同认定、保证和维护的社会秩序。人类面临着的内部关系必须妥善处理，因此，人们逐步积累和自然约定出一系列"人伦秩序"，这就是最初的礼。

其次，起源于人类寻求满足自身欲望与实现欲望的条件之间动态平衡的需要。人对欲望的追求是人的本能，人们在追寻实现欲望的过程中，人与人之间难免会发生矛盾和冲突，为了避免这些矛盾和冲突，就需要为"止欲制乱"而制礼。

**2. 从具体的仪式上看，礼产生于原始宗教的祭祀活动**

原始宗教的祭祀活动都是最早也是最简单的以祭天、敬神为主要内容的"礼"。这些祭祀活动在历史发展中逐步完善了相应的规范和制度，正式形成为祭祀礼仪。随着人类对自然与社会各种关系认识的逐步深入，仅以祭祀天地鬼神祖先为礼，已经不能满足人类日益发展的精神需要和调节日益复杂的现实关系。于是，人们将事神致福活动中的一系列行为，从内容和形式扩展到了各种人际交往活动，从最初的祭祀之礼扩展到社会各个领域的各种各样的礼仪。

**（二）礼仪的发展**

礼仪在其传承沿袭的过程中不断发生着变革。从历史发展的角度来看，其演变过程可以分四个阶段。

**1. 礼仪的起源时期：夏朝以前（公元前 21 世纪前）**

礼仪起源于原始社会，在原始社会中、晚期（约旧石器时代）出现了早期礼仪的萌芽。整个原始社会是礼仪的萌芽时期，礼仪较为简单和虔诚，还不具有阶级性。内容包括：制定了明确血缘关系的婚嫁礼仪；区别部族内部尊卑等级的礼制；为祭天敬神而确定的一些祭典仪式；制定一些在人们的相互交往中表示礼节和表示恭敬的动作。

**2. 礼仪的形成时期：夏、商、西周三代（公元前 21 世纪～前 771 年）**

人类进入奴隶社会，统治阶级为了巩固自己的统治地位把原始的宗教礼仪发展成符合奴隶社会政治需要的礼制，礼被打上了阶级的烙印。在这个阶段，中国第一次形成了比较完整的国家礼仪与制度。如"五礼"就是一整套涉及社会生活各方面的礼仪规范和行为标准。古代的礼制典籍亦多撰修于这一时期，如周代的《周礼》、《仪礼》、《礼记》就是我国最早的礼仪学专著。在汉以后 2000 多年的历史中，它们一直是国家制定礼仪制度的经典著作，被称为礼经。

**3. 礼仪的变革时期：春秋战国时期（公元前 771～前 221 年）**

这一时期，学术界形成了百家争鸣的局面，以孔子、孟子、荀子为代表的诸子百家对礼教给予了研究和发展，对礼仪的起源、本质和功能进行了系统阐述，第一次在理论上全面而深刻地论述了社会等级秩序划分及其意义。

孔子对礼仪非常重视，把"礼"看成是治国、安邦、平定天下的基础。他认为"不学礼，无以立"，"质胜文则野，文胜质则史。文质彬彬，然后君子"。他要求人们用礼的规范来约束自己的行为，要做到"非礼勿视，非礼勿听，非礼勿言，非礼勿动"。倡导"仁者爱人"，强调人与人之间要有同情心，要相互关心，彼此尊重。

孟子把礼解释为对尊长和宾客严肃而有礼貌，即"恭敬之心，礼也"，并把"礼"看做是人的善性的发端之一。

荀子把"礼"作为人生哲学思想的核心，把"礼"看做是做人的根本目的和最高理想，"礼者，人道之极也"。他认为"礼"既是目标、理想，又是行为过程。"人无礼则不生，事无礼则不成，国无礼则不宁。"

管仲把"礼"看做是人生的指导思想和维持国家的第一支柱，认为礼关系到国家的生死存亡。

**4. 强化时期：秦汉到清末（公元前 221～公元 1911 年）**

在我国长达 2000 多年的封建社会里，尽管在不同的朝代礼仪文化具有不同的社会政治、经济、文化特征，但却有一个共同点，就是一直为统治阶级所利用，礼仪是维护封建社会的等级秩序的工具。这一时期的礼仪的重要特点是尊君抑臣、尊夫抑妇、尊父抑子、尊神抑人。在漫长的历史演变过程中，它逐渐变成为妨碍人类个性自由发展、阻挠人类平等交往，窒息思想自由的精神枷锁。

纵观封建社会的礼仪，内容大致有涉及国家政治的礼制和家庭伦理两类。这一时期的礼仪构成中华传统礼仪的主体。

**5. 现代礼仪的发展**

辛亥革命以后，受西方资产阶级"自由、平等、民主、博爱"等思想的影响，中国的传统礼仪规范、制度，受到强烈冲击。五四新文化运动对腐朽、落后的礼教进行了清算，符合时代要求的礼仪被继承、完善、流传，那些繁文缛节逐渐被抛弃，同时接受了一些国际上通用的礼仪形式。新的礼仪标准、价值观念得到推广和传播。新中国成立后，逐渐确立以平等相处、友好往来、相互帮助、团结友爱为主要原则的具有中国特色的新型社会关系和人际关系。改革开放以来，随着中国与世界的交往日趋频繁，西方一些先进的礼仪、礼节陆续传入我国，同我国的传统礼仪一道融入社会生活的各个方面，构成了社会主义礼仪的基本框架。许多礼仪从内容到形式都在不断变革，现代礼仪的发展进入了全新的发展时期。大量的礼仪书籍相继出版，各行各业的礼仪规范纷纷出台，礼仪讲座、礼仪培训日趋火红。人们学习礼仪知识的热情空前高涨。讲文明、讲礼貌蔚然成风。今后，随着社会的进步、科技的发展和国际交往的增多，礼仪必将得到新的完善和发展。

## 二、礼仪的概念和分类

### （一）礼仪的含义

在现代社交中，"礼"是尊敬和关爱他人，"仪"是在言行上要恰到好处。礼仪指在社交中表示友好尊重的一整套社交规范和道德准则，包括礼貌、礼节、仪表和仪式等。它是道德修养的标志，其表现形式为谦逊的态度、得体的举止、文明的语言等。

从个人修养角度看，礼仪是一个人的内在修养和综合素质的外在表现。

从道德角度看，礼仪是反映道德品质的行为准则。

从交际的角度看，礼仪是人际交往中的一种艺术规范。

从民俗的角度看，礼仪是待人接物的一种惯例。

从传播的角度看，礼仪是人际交往中相互沟通的一种技巧。

从审美的角度看，礼仪是人们心灵美的外化。

所以，礼仪的完整含义应包括四个方面：第一，礼仪是一种行为准则或规范；第二，文化传统、风俗习惯、宗教信仰以及时代背景均直接影响礼仪；第三，礼仪是反映个人文化素养、道德品质的外在表现；第四，礼仪的目的是通过交流达到和谐的人际关系。

**（二）礼仪的相关概念**

**1. 礼仪**

礼仪是指人们在交往中形成的行为规范和交际艺术，包括礼貌、礼节、仪表、仪式等，是个人内在修养和综合素质的外在表现。

**2. 礼貌**

礼貌是指人们在交往中通过语言和动作相互表达敬意和友好的行为规范。礼貌是通过身边的小事体现出来的，是一个人品质与素养的主要表现。

**3. 礼节**

礼节是指人们在交际场合中相互表示尊重、友好、哀悼等的惯用形式，礼节是礼貌的具体形式。

**4. 仪表**

仪表是指个人的外表，包括个人的容貌、服饰、姿态、风度和个人卫生等，是个人内在素质的的外在表现。

**5. 仪式**

仪式是指在较为庄重的场合为表示尊重和友好而举行的具有特定程序的规范化的活动。

礼貌是礼仪的基础，礼仪就是由一系列具体表现礼貌的礼节构成，它是一个表示礼貌系统完整的过程。

> **知识链接**
>
> 礼仪是在他的一切别种美德之上加上一层藻饰，使它们对他具有效用，去为他获得一切和他接近的人的尊重与好感。——洛克

**（三）礼仪的分类**

**1. 按照行业来划分**

按照不同的行业所应当遵守的礼仪来划分，礼仪可分为政务礼仪、商业礼仪、服务礼仪等，它也可称为行业礼仪或职业礼仪，即从事一定职业的人们在工作中所应当遵守的礼仪规范。如护士礼仪就属于职业礼仪的范畴，是指护士在护理工作上所应当遵守的行为规范。

（1）政务礼仪　是指国家公务员在执行公务时所应当遵守的礼仪。

（2）商务礼仪　主要是指企业的从业人员以及其他一切从事经济活动的人士，在经济交往中所应当遵守的礼仪。

（3）服务礼仪　是指服务行业的从业人员在工作岗位上所应当遵守的礼仪。

（4）社交礼仪　是指社会各界人士在一般交际应酬中所应当遵守的礼仪。

（5）涉外礼仪　是指人们在国际交往中同外国人交往时所应当遵守的礼仪。

**2. 按时间划分**

礼仪按时间划分可分为古代礼仪和现代礼仪。古代礼仪和现代礼仪之间主要有三方面不同。第一，两者的基础不同。古代礼仪的基础是封建等级制度，现代礼仪的基础是人格平等、社会平等；第二，两者的目标不同。古代礼仪的目的是维护统治阶级秩序，而现代礼仪的目的是追求人际交往的和谐顺利；第三，两者的范围不同。古代礼仪讲究的是"礼不下庶人"，礼仪与普通百姓无关，而现代礼仪则适用于所有交际活动的参与者。

**知识链接**

　　一位先生要雇一个没带任何介绍信的小伙子到他的办公室做事，先生的朋友挺奇怪。先生说："其实，他带来了不止一封介绍信。你看，他在进门前先蹭掉脚上的泥土，进门后又先脱帽，随手关上了门，这说明他很懂礼貌，做事很仔细；当看到那位残疾老人时，他立即起身让座，这表明他心地善良，知道体贴别人；那本书是我故意放在地上的，所有的应试者都不屑一顾，只有他俯身捡起，放在桌上；当我和他交谈时，我发现他衣着整洁，头发梳得整整齐齐，指甲修得干干净净，谈吐温文尔雅，思维十分敏捷。怎么，难道你不认为这些小节是极好的介绍信吗？"

## 三、礼仪的特点和原则

### （一）礼仪的特点

礼仪作为一门社会交际学问，具有其自身的特点，主要表现在以下六方面。

**1. 规范性**

礼仪是人们在社交场合中接人待物时必须遵守的行为准则和规范。它不仅体现着人们在社交场合中的言谈举止，也是人们在社交场合中必须使用的"通用语言"，人人都要依礼办事，这是衡量自律或他律的惯用形式。因此，在社交场合中每个人都要表现得大方得体，都必须共同遵守约定俗成的礼仪，规范性是礼仪的一个极重要的特点。

**2. 针对性**

礼仪主要适用于需要以礼相待的社交场合。在这个特定场合之内，礼仪肯定行之有效，会发挥很好的作用；但是离开了这个特定场合，礼仪则未必适用，所以当所处场合不同时，所应用的礼仪往往也会随之变化，这就是礼仪的针对性。

**3. 差异性**

礼仪作为一种行为准则在具体应用上会因为条件的不同而表现出差异性。同一礼仪形式会因地域、民族、教育背景、年龄、性别等不同而出现差异，例如男女之间的握手力度就不同，新老朋友之间握手也有区别。

**4. 实践性**

礼仪来源与社会实践，所以它具有易学实用、操作性强的特点。我们必须将礼仪原则、礼仪规范等相关理论积极地应用于实践，才能不断地检验和提高大家的礼仪水平，真正地做到"言之有物"、"行之有礼"，达到学以致用的目的。

**5. 继承性**

礼仪将人们在交际中约定俗成的规范固定并推移沿袭下来，所以每个国家的礼仪都具有其独特的民族特色，但每个国家的礼仪都是在继承传统礼仪的基础上发展而来，一旦离开了对本国和本民族以前礼仪的扬弃，就不会有如今的礼仪，这就是礼仪的继承性。

**6. 发展性**

礼仪本质上是社会历史发展的产物，但时代的发展又要求礼仪有所变化以适应社会新的要求。与此同时，各个国家、各个地区、各个民族之间的交往日益密切，彼此的礼仪也在不断地相互影响、相互发展。所以礼仪不是一成不变的，我们必须用发展的眼光去看待它。

> **知识链接**
>
> 有一次，列宁下楼，在楼梯狭窄的过道上，正碰见一个女工端着一盆水上楼。那女工一看是列宁，就要退回去给让路。列宁阻止她说："不必这样，你端着东西已走了半截，而我现在空手，请你先过去吧！"他把"请"字说得很响亮，很亲切。然后自己紧靠着墙，让女工上楼了，他才下楼。这就是良好文明礼仪的体现。

**（二）礼仪的原则**

礼仪的原则是指一些具有普遍性、共同性、指导性的礼仪规律。这些原则非常重要，它是礼仪实践的高度概括，人们只有熟悉和掌握了礼仪的原则，才能更好地运用礼仪，获得成功。

**1. 遵守的原则**

人们在社交场合中自觉地遵守礼仪，用礼仪去规范自己的言行举止，遵守的原则很重要，是礼仪在形成过程中达成的共识，具有广泛的群众基础。交际中不论身份高低、职位大小、财富多寡，每一位参与者都必须遵守和应用礼仪的义务，否则就是破坏规则，会被大家认为不守礼节，交际就难以成功。

**2. 自律的原则**

古人曰："己所不欲，勿施于人。"学习和应用礼仪最重要的就是从自我做起，学会自我要求、自我约束、自我控制、自我反省。如果仅对别人严格，却对自己宽松；不求律己，只求律人；不讲慎独与反思；要求别人遵守礼仪，而自己置身之外；要求别人尊重自己，对自己讲礼仪、讲礼貌，而自己对别人、对集体不讲礼仪，或者不尊重，遵守礼仪就会成为一句空话。

**3. 敬人的原则**

礼仪中有关对待他人的做法是礼仪的重点与核心，而对待他人中最重要的就是敬人，不可失敬于人，不可伤害他人的尊严，更不能侮辱他人的人格，不能有欺骗虚假之心。理解了这一点，就等于理解了礼仪的灵魂。在人际交往中，只要不失敬于人，哪怕具体做法一时失当，也不会失礼。在与他人的交往中，与对方互敬互爱、友爱谦让、和睦相处，真正做到尊敬和重视对方。

**4. 宽容的原则**

人们在应用礼仪时不仅严于律己，也要宽以待人，要多忍让他人，多体谅他人，多理解他人，学会为他人着想，而不能求全责备，百般苛求。在人际交往中，要容许他人有自己的行动和独立进行判断的自由，对与自己不同的行为能耐心容忍，不必要求他人事事与自己完全保持一致，这也是尊重对方的一种表现。豁达、谦让和自控是现代人应具备的基本素质，只有能理解人，才能做到宽宏大量。

**5. 平等的原则**

礼仪的核心就是要尊重对方、平等相待，因此对任何人都必须做到一视同仁，不能因为年龄、性别、种族、文化、职业、身份、地位、财富以及与自己亲疏远近关系而区别对待，这就是平等原则的基本要求。如果亲疏有别、傲慢冷淡、阿谀奉承，都会被看做不礼貌，正确的做法应是热情大方、不偏不倚、不卑不亢、热情友好等。

**6. 从俗的原则**

"十里不同风、八里不同俗"，"到什么山唱什么歌"，这些俗语充分说明尊重风俗的重要性，而从俗原则是指我们应当尊重各地区和各民族的风俗禁忌。由于国情、民族、文化背景的不同，风俗会千差万别，所以在礼仪上会有一些不同。在人际交往中，我们要对客观现实有正确的认识，坚持入乡随俗，与大家保持一致，不能惟我独尊、自以为是，随意批评或否定他人。

**7. 真诚的原则**

真诚是指人们在社会交往中，以诚待人、言行一致、表里如一，做到言必行，行必果，不搞隐瞒和欺诈。只有如此才能表达出对交往对象的尊重与友好，才会更好地被对方理解接受。如果在交际中口是心非、阳奉阴违，或当面一个样，背后一个样，则违背了礼仪的基本宗旨，使交际难以成功。

**8. 适度的原则**

适度的原则是要求使用礼仪时一定要根据具体情况具体分析，因人、因事、因时、因地恰当处理。在应用礼仪时，必须注意技巧，合乎规范，特别要注意把握分寸。分寸感是礼仪实践的最高技巧，应用礼仪时做得不够或太过都不能正确地表达自己的敬人之意。

> **知识链接**
>
> 人无礼则不生，事无礼则不成，国家无礼则不宁。——荀子

## 四、礼仪的作用

礼仪的作用概括地说，是调整、处理人们相互关系的手段。礼仪的作用主要表现在以下几个方面：

**1. 尊重的作用**

尊重的作用即向对方表示尊敬、表示敬意，同时对方也还之以礼。礼尚往来，有礼仪的交往行为，蕴含着彼此的尊敬。

**2. 约束的作用**

礼仪作为行为规范，对人们的社会行为具有很强的约束作用。礼仪一经制定和推行，久而久之，便形成为社会的习俗和社会行为规范。任何一个生活在某种礼仪习俗和规范环境中的人，都自觉或不自觉地受到该礼仪的约束，自觉接受礼仪约束的人是"成熟的人"的标志，不接受礼仪约束的人，社会就会以道德和舆论的手段来对他加以

约束，甚至以法律的手段来强迫。

**3. 教化的作用**

礼仪作为社会传统文化的重要组成部分，它以"传统"的力量世代相继。礼仪作为一种道德习俗，它对全社会的每个人，都有教化作用。礼仪通过榜样、示范、评价等教育形式纠正人们不正确的行为习惯，大家相互影响、相互促进，陶冶情操，加强精神文明建设。

**4. 沟通的作用**

礼仪是人们交际生活中的礼节和仪式。热情的问候、友善的目光、亲切的微笑、文雅的谈吐、得体的举止都可使人们成功的交流与沟通，有利扩大社会交往，促进事业成功。

**5. 调节的作用**

礼仪具有调节人际关系的作用。一方面，礼仪作为一种规范、程序、文化传统，对人们之间相互关系模式起着规范、约束和及时调整的作用；另一方面，某些礼仪形式、礼仪活动可以化解矛盾、建立新关系模式。可见礼仪在处理人际关系中，在发展健康良好人际关系中，是其重要作用的。

---

**知识链接**

曾子是孔子的弟子，有一次他在孔子身边侍坐，孔子就问他："以前的圣贤之王有至高无上的德行，精要奥妙的理论，用来教导天下之人，人们就能和睦相处，君王和臣下之间也没有不满，你知道它们是什么吗？"曾子听了，明白老师孔子是要指点他最深刻的道理，于是立刻从坐着的席子上站起来，走到席子外面，恭恭敬敬地回答道："我不够聪明，哪里能知道，还请老师把这些道理教给我。"在这里，"避席"是一种非常礼貌的行为，当曾子听到老师要向他传授时，他站起身来，走到席子外向老师请教，是为了表示他对老师的尊重。曾子懂礼貌的故事被后人传诵，很多人都向他学习。

---

# 第二节　护理礼仪

## 一、护理礼仪的含义及特征

### （一）护理礼仪含义及内容

护理礼仪，是护理工作者在进行医疗护理和健康服务过程中，形成的、公认的和自觉遵循的一系列行为规范和准则。它既是护士个人修养和职业素质的外在行为表现，也是护士群体职业道德的具体要求。具体表现为：①仪表端庄：衣着整洁、得体、大方，符合护士着装规范要求；②举止文明：待人接物落落大方、亲切有礼，技术操作敏捷、准确，符合标准要求；③谈吐和蔼：文明用语，注重语言沟通的艺术性。④注重非语言沟通技巧：仪态自然友善、眼神真诚；合理运用倾听、沉默和专业性皮肤接触。⑤一视同仁：尊重服务对象人格，不以貌取人。

### （二）护士礼仪的特征

**1. 综合性**

护理礼仪作为一种职业文化，是护理服务工作中科学性与艺术性的统一，是护理人员素质、修养、行为、气质的综合反映，在护理活动中体现出护理人员的人文精神、科学态度和文化内涵。

**2. 约束性**

护理礼仪中的各项内容是以法律、规章制度等为基础制定的，对护理人员具有一定的约束力和强制性。

**3. 规范性**

护理礼仪是护理人员必须遵守的行为规范，是在相关法律、规章制度的基础上，对护理人员的待人接物、行为举止等方面的规范或标准。

**4. 适应性**

护理礼仪的适应性是指护理人员对不同的服务对象或不同文化的礼仪具有适应的能力。护理人员要尊重患者的信仰、文化、习俗，并在接触、交流、调整中不断适应。

**5. 可行性**

护理礼仪要运用于护理实践中，应注重有效性和可行性，要得到护理对象的认同和接受。

## 二、护理礼仪的重要性及培养

### （一）护理礼仪在护理工作中的重要性

护理礼仪来源于护理实践，又必须服务于护理工作的应用，因此，护理礼仪具有较强的实践性、普及性和应用性。在护理工作中，护理礼仪成了满足患者心理需求的一种有效方式，对协调护患关系有良好的促进作用，有利于强化护理效果、促进护理质量的提高，在医疗卫生事业发展中有着举足轻重的作用。

**1. 有利于提高护理人员整体素质，满足患者心理需求**

护士精湛的技术，广博的知识端庄的仪表、文明的举止、和蔼可亲的态度、规范的行为标准，能赢得患者的信任，并提高对医疗的信心。

**2. 有利于强化护理行为效果，提高护理质量**

护士礼仪能使护理人员在护理实践中充满自信心、责任心，而且其优美的仪表、端正的态度、亲切的语言、优雅的举止，可以创造一个温馨、健康向上的人文环境，杜绝或减少差错事故的发生，并能使患者在心理上得以平衡和稳定，达到良好的治疗效果，从而提高护理工作质量，避免医疗纠纷。

**3. 有利于维护医院形象，增强竞争力**

随着市场经济的发展，医疗服务市场的竞争日趋激烈医院要赢得市场不仅需要过硬的医疗技术水平，而且，非技术服务作为医疗服务价值的内在因素，成为影响医院在社会公众中整体形象的关键要素。礼仪是宣传、塑造护士形象的主要手段，良好的护士群体形象直接显示医院的服务水平，可为医院的整体形象加分，增强医院的竞争力。

## （二）护理礼仪的培养

### 1. 养成良好习惯，夯实礼仪基础

护士在工作中，注意自己的言行举止，养成良好习惯，讲究文明礼貌。在日常生活中注重礼貌用语，工作中仪表端庄、态度和蔼、语言亲切，关心体贴他人，尊重理解他人，形成良好习惯和心理定势。

### 2. 理论联系实际，加强审美修养

运用美学理论于护理实践中，提高审美能力和审美自觉性；提高审美素质及对美的鉴赏能力、创造能力，提高审美塑造的自觉性。培养高尚的品德，知书达理，使自己成为美的典范。

### 3. 遵守职业规范，加强职业道德修养

礼仪修养与道德修养是密不可分的。良好的道德修养是护理人员协调人际关系、改善服务态度、塑造美好护士形象的前提。护理人员要遵守职业规范，加强自己的道德修养，树立正确的世界观、人生观和价值观，努力培养爱心、耐心、细心和责任心。

# 第三节　礼仪教育的意义

## 一、学习礼仪的意义

随着社会的发展，人们的交往日益增多，礼仪在人们的生活、工作和学习中具有越来越重要的作用。礼仪不仅可以约束人们的行为，更是一个人教养、风度、魅力的综合体现。礼仪是一个人顺利步入社会的钥匙，更是一个人适应社会、建立良好人际关系、获得事业成功的重要条件。

### （一）有助于提高个人自身修养

在人际交往中礼仪是评价个人自身修养的标尺。它不仅反映着个人的交际与应变能力，同时还反映着个人的气质涵养、阅历学识、道德品质、精神状态等。因此从这个意义上讲礼仪即教养，而有道德品格才能高尚，有教养谈吐才能文明。通过一个人在交际场合应用礼仪的情况，可以反映其修养高低、文明程度和道德水平。因此学习和应用礼仪，不仅有助于提高个人自身修养，还有助于学习高尚的道德知识，从而极大地提高个人的文明程度。

### （二）有助于人们美化自身和美化生活

个人形象包括一个人的仪容、表情、举止、服饰、谈吐、教养等等，而礼仪针对以上方面都有专属的详尽的规范。因此，学习礼仪将设计出更好更优秀的个人形象，将更好更充分地展示个人的道德修养与优雅风度。当人人都重视礼仪，遵守礼仪，人际关系就会更加和谐美好，生活也变得更加温馨。这时，礼仪美化自身的功能就会发展为美化生活的功能，所以学习礼仪有助于人们美化自身和美化生活。

**知识链接**

古人云：国尚礼则国昌，家尚礼则家大，身尚礼则身正，心有礼则心泰。

### （三）有助于人们建立和谐的人际关系

"世事洞明皆学问，人情练达即文章。"这句话反映的就是交际的重要性。人们的生活离不开与人交往，但只要同其他人交往，就必须要讲礼仪。学习礼仪，不仅可以使人在交往中自信大方、处变不惊，还可以规范人们在交际中的言行举止，从而更好地向对方表达自己的尊敬、友好和善意，增添人们彼此间的了解与信任。人人都自觉遵守礼仪，必将促进人际交往的发展，使人们在交际中获得成功，从而建立友好和谐的人际关系。

### （四）有助于推进社会主义精神文明建设

反映个人修养的礼仪是人类文明的标志，所以个人和国家的礼仪水平往往反映着个人和国家的文明水平。古人曰："礼义廉耻，国之四维。"将礼仪视做国家精神要素之本。人们学习礼仪，将有助于净化社会风气，提高个人和全社会的道德水平。当前我国正在大力进行社会主义精神文明建设，其中包括"五讲四美"的内容，而这些内容与礼仪要求完全相符。因此礼仪的学习和应用与推进社会主义精神文明建设是相互联系、相辅相成的。

## 二、学习礼仪的方法

### （一）联系实际

礼仪是一门应用学科，是人们长期生活实践的经验总结，是人类的文明结晶。因此学习礼仪的过程中，不仅要掌握礼仪的知识和规范，更重要的是把这些知识和规范运用到自己的学习、生活和工作中去，时刻以这些规范来检测自己，不断提高思想上的认识，改正一切和礼仪规范不符的东西，使自己能从思想上、行为上与礼仪要求保持一致，从而达到学以致用的目的。

### （二）努力提高自身修养

礼仪是社会道德的一种载体，良好的道德品质本身就是一种魅力，一个人道德修养水平的高低，是受其道德修养水平制约的。有德才会有礼，无德就会无礼，学礼必先修德。因此，护士只有通过加强道德修养，树立高尚的职业道德，才能奠定良好的礼仪修养基础，改善护患关系。维护白衣天使的良好形象和荣誉。

### （三）丰富科学文化知识

礼仪是个人修养、风度与品质的综合反映。因此在学习礼仪的同时，也应将礼仪知识与其他学科知识结合起来。护理学是一门综合性应用学科，护理是现代文明社会不可缺少的一个专业，它是在社会科学、自然科学理论指导下的一门综合性应用科学。要求护理工作者必须广泛涉猎各种文化知识，更新知识结构，不断充实优化自身内在素质，做到"知书识礼"，适应护理服务要求，才能将出现的各种健康问题考虑周到、分析清楚、处理妥善，成为受人欢迎的人。

### （四）循序渐进

礼仪学习是一个渐进的过程，不可贪多贪快，应循序渐进，对一些知识，必须抓住重点，反复体会和运用，才能真正掌握，否则就会事半功倍。护理礼仪具有很强的实践性，只有反复训练，并将各种护理礼仪规范具体应用到各种护理人际关系交往中，才能使自身的礼仪修养得以提高和完善。

### (五)自我监督

学习礼仪,也应该像古人一样注意反躬自省,做到慎独与反思,及时发现自己的不足,不断改进,将学习、应用礼仪真正地变为个人的自觉行为和习惯做法。

总之,学习礼仪不仅是单纯的动作示范、姿势的训练及语言的规范,而是必须以良好的综合素质为基础。护士学习礼仪知识,不仅是当今时代的呼唤,也是护理专业发展的需要,从而更好地提高护理质量,展现白衣天使的风采。

## 目标检测

### 一、填空题

1. 礼仪是指人们在交往中形成的行为规范和交际艺术,包括_____、_____、_____、_____等。

2. _____是礼仪的基础。

### 二、选择题

1. 下列哪一项不是礼仪的功能(　　　)

    A. 沟通功能　　　　B. 协调功能　　　　C. 教育功能　　　　D. 适度功能

2. 下列哪一项不是按照行业来划分的礼仪(　　　)

    A. 政务礼仪　　　　B. 商业礼仪　　　　C. 服务礼仪　　　　D. 服饰礼仪

### 三、简答题

1. 礼仪有哪些基本原则?

2. 礼仪具备哪些特征?

3. 护士为什么要学习礼仪?

4. 你认为应该怎样培养良好的护士职业形象呢?

### 四、案例分析题

1. 李某,78岁,患高血压16年,一直服用降压药物,以前效果不错,近2个月血压波动幅度较大。杨护士正好要去社区进行疾病的预防知识宣教。请问如何用规范的语言为患者做疾病相关知识宣教?

2. 张某,35岁,15年慢性胃溃疡病史,保健知识缺乏,饮食不规律,经常和朋友一起喝酒叙旧。一次,因酗酒引起胃出血,入院治疗。请问护士该如何劝说患者养成健康的生活习惯?

### 五、实训题

老年患者张某,因在自家阳台滑倒,造成左侧股骨骨折入院。入院后接受了人工股骨置换手术,术后由王护士配合康复训练,练习行走。请模拟扮演,帮助患者树立战胜疾病的信心,配合康复训练。

(孙元儒)

## 第二章

# 日常行为礼仪

**学习目标**

1. 掌握日常行为礼仪；接待礼仪；通讯礼仪；求职礼仪。
2. 熟悉拜访礼仪；宴会礼仪和交通礼仪；接待用语和电话用语；在人际交往中运用语言技巧。
3. 了解家庭的含义，家庭的礼仪。

**【引导案例】**

张女士（北方人）准备下周末请本单位朋友刘女士全家（上海人）来家里做客，为了招待好客人，张女士如何准备？请问：张女士在准备饭菜时是否考虑刘女士全家是上海人的特点？刘女士第一次来张家做客是否带一些礼物？

我国自古是礼仪之邦。孔子曰："有朋自远方来，不亦乐乎。"现代家庭待客之道，就形式而言，因家而异，基本原则不外乎"热情、礼貌、文明"六个字。

## 第一节　家庭礼仪

### 一、家庭的基本知识

#### （一）家庭的含义

家庭是由婚姻、血缘或收养关系所组成社会组织的基本单位，是组成社会的细胞。家庭有广义和狭义之分，狭义是指一夫一妻制构成的单元；广义是泛指人类进化的不同阶段上各种家庭集团即家族，如台湾塑胶大王王永庆、香港的李嘉诚和霍英东等家族企业。

#### （二）家庭的本质

**1. 从社会关系来看**

家庭是最基本的社会设置之一，是组成社会的细胞，是人类最基本最重要的一种制度和群体形式。

**2. 从功能性来看**

家庭是儿童社会化、供养老人、性满足、经济合作普遍意义上人类亲密关系的基本单位。

**3. 从关系来看**

家庭是婚姻、血缘和收养关系的人们长期居住的共同群体。

## 二、家庭礼仪要求

### （一）尊重孝敬长辈

对长辈早上起来要说"早安"，睡觉以前道"晚安"。进父母的房间前应先敲门，出门要向家人道别，放学回家自觉向家人打招呼，帮助家人做力所能及的家务。

### （二）理解长辈，听从长辈教诲

理解长辈，关心孝顺父母，牢记父母的生日，用自己良好表现作为给家长的生日礼物。应主动参与家务劳动，对父母、祖父母等长辈要以"您"尊称。家中吃饭，请长辈先就座，帮助长辈盛饭。饭后对长辈或做饭者说声"谢谢您，我吃好了。"

### （三）同辈要礼让，宽容相处

同辈之间要互爱互助，称呼的礼仪是比自己大的称"大哥"、"大姐"，比自己小的称"小弟"、"小妹"等。

### （四）家庭待客礼仪

**1. 家里有客人来访提前做好准备的礼仪**

首先，主人的服饰要整洁，家庭布置要干净美观。其次，水果、点心、饮料、烟酒和菜肴等要提前准备好。客人在约定的时间到来，主人应提前到门口迎接，不宜在屋内静候，最好夫妇一同前往，而女主人在前。

**2. 见到客人时的礼仪**

如果客人手提重物，应主动帮助，对长者或体弱者可以上前搀扶。进入室内应把最佳位置让给客人坐，如果客人是初次来访，应向其他家人或客人作介绍。主人要面带微笑，步履轻松，不能有疲惫的感觉。实际生活中，常常遇到有客人突然临门，一定要热情接待，若室内没有清理比较乱，应致歉并适当地收拾一下，切忌马上开始打扫，因为打扫有逐客之意。

> **知识链接**
>
> 我国婚姻法第十七条规定：夫妻在婚姻关系存续期间所得的财产，归夫妻共同所有。第十九条规定：夫妻可以约定婚姻关系存续期间所得的财产以及婚前财产归各自所有、共同所有或部分各自所有、共同所有。夫妻对婚姻关系存续期间所得的财产以及婚前财产的约定，对双方具有约束力。

**3. 敬烟敬茶的礼仪**

一般情况下，来客是男士，一坐下马上敬烟，敬烟不能忘记敬火，如果主人也会吸，应先客后主。冲泡茶时首先要清洁餐具，多杯茶时应一字排开来回冲，每杯茶以斟至杯高的2/3为宜（酒要满，茶要浅），应双手捧上放在客人的右手上方，先敬尊长者。敬奉烟茶后，应及时与客人交谈，话题内容可以因实际情况而定。

**4. 当客人散席或准备告辞时的礼仪**

当客人散席或准备告辞时主人应婉言相留。客人要走，应等其起身后，主人再起身相送，家人也应微笑起立，亲情告别。若客人来时带有礼物的，应再次提及对礼物的感谢或者回赠礼物，并不忘提醒客人是否有东西遗忘，或有什么事情需要帮忙。

**5. 送客时的礼仪**

送客应送到大门口或街道口，切忌跨在门槛上向客人告别或客人前脚一走就"啪"地关门。这样给客人留下很不好的印象。如果是初次来客，主人应主动指路或安排车辆接送，远方来客则应送至火车站、码头或机场，并说祝愿的话或发出再来的邀请。

**（五）邻里间和睦相处礼仪**

邻里：指家庭所居住在一个乡里、一个街坊、一个社区包括邻居和对门（邻居，比邻而居）。邻里关系是指由于生活、工作及社会活动等与邻里形成的相互关系称为邻里关系。

**1. 保持良好的第一印象**

时常和邻里交谈很重要，双方都会对首次交谈形成印象，心理学上称为"第一印象"。良好的第一印象会给日后的交往创造成功的条件，反之则会给日后的交往带来不好的影响。重要的是要不失礼节，邻居相见应当主动打招呼，老邻居见到新邻居，虽然还不知道新邻居的姓名，仍应主动打招呼，问寒问暖："你是新搬来的吧？""搬个家不容易呀，累坏了吧？"会使人感受到热情，感情的纽带便开始建立了。

**2. 邻里之间相互关爱**

新老住户一般没有第三人给介绍，双方可以作自我介绍，要简单明白。切忌问的过细，像查户口一样，会使人尴尬，产生不愉快的感觉。住楼房的邻里住的比较近、集中，每户对每户都有一定的影响，关系尤为重要，屋里的动作一定要轻，在屋里尽量避免声音大的动作。做饭、洗菜时时注意，不要把一些杂物和菜渣往下水道里扔。

现在住楼房的人家，只注意自家的干净，而忽视了楼道的卫生，自家房间收拾得非常干净、漂亮，但楼道里的情形就不是这样了，都认为楼道不是自己的，是"公家"的，把一些不用的旧东西，放在楼道中占"地盘"，只给行人留很窄的走路的空间，很不方便。

> **知识链接**
>
> 邻里关系：法律上称为相邻关系，是一种法律关系。有关邻里关系的俗话：远亲不如近邻，近邻不如对门；邻里好，赛金宝。

**3. 邻里之间相互帮助**

当邻居有事求助于你时，要真诚帮忙，比如搬个家具等，你一定要热情帮忙；邻居有人住医院，要主动协助护理，帮助照顾家里的老人、小孩，让邻居放心；邻居上班或出差，孩子、老人没人照顾的，日常生活中遇到什么困难的，一定要主动给予帮助；邻居家发生纠纷，要做和解工作；邻居家有红白喜事，也要主动热情帮忙。

**4. 正确处理孩子间的矛盾**

如果两家的孩子闹矛盾了，任何一方都要冷静。首先要说服自己的孩子，即使自己的孩子受了委屈，即使还有一些理，你也不要对打人的孩子吼叫、训斥，否则，

> **知识链接**
>
> 家庭礼仪名言：文明礼仪进万家，和谐幸福你我他；邻里和谐添温馨，社区团结创和谐。

显得你这个大人太没有涵养了。

# 第二节　生活中常用的行为礼仪

## 一、接待礼仪

生活中常用的行为礼仪很多。孔子说："不学礼，无以立"。荀子说："人无礼则不生，事无礼则不成，国家无礼则不宁"。《左传》记载：礼以行义，义以生利，利以平民，政之大节也。

### （一）迎候来客的礼仪

**1. 迎候**

当需要出市区或到机场（车站）迎接时，一定要提前10分钟到场，迎候客人抵达。

**2. 相见**

客人到达后，应主动上前问候并作自我介绍和引见，上车时，应先请来宾上车，并核准人数和携带的物品，待来宾坐稳后再开车，在车上可作一些简单的交谈，以增进相互之间的感情。

### （二）引导客人时的礼仪

在走廊上，应走在客人左前方数步的位置。转弯或上楼梯时，要有礼貌的说声"请这边走"，并回头用手示意。乘电梯时，如有专人在电梯上服务，应请客人先进，到达时也请客人先下。如果电梯无人服务，应自己先进去，再请

> **知识链接**
>
> 握手的样式：对等式、双握式、支配式、顺从式、捏手指式和抠手心式等。
>
> 握手的原则：尊者决定、女士优先、长者为上。

客人进，到达时请客人先出。当把客人引导到下榻的房间或驻地时，要对客人说："这里就是"。然后敲一下门，等房间有回声再推开门。这里一定特别要注意，如房门向里开时，要自己先进去按住门，然后请客人进去，如房门往外开时，应该开门并按住门，请客人先进去。

### （三）引见介绍的礼仪

在日常生活中介绍客人、新朋友的事情经常发生，所以掌握一些介绍礼仪是很有必要的。具体介绍时，要有礼貌的用手示意。应简要说明被介绍人所在单位、职务以及姓氏。如"这位是XX大学校长，XX同志"。介绍的顺序是，一般先把身份比较低、年纪比较轻的介绍给身份较高、年纪较大的同志；把男同志先介绍给女同志。

### （四）握手礼仪

握手是现在人际交往最为常用的一种表达见面、告别、祝贺、安慰、鼓励等感情的礼节。握手的样式不同，能够表现交际双方的性格、情感状况、关系的远近、待人接物的基本态度。

（1）同性之间的握手，一般采用对等式、双握式等，应当有力，以示热情友好。反之，如果有气无力或轻轻的碰一下，就会使对方产生冷淡、疏远的感觉。

（2）异性间的握手就无需用力，只需要轻轻的握一下即可。女性与男性握手时多采用捏手指式，为了表示自己的矜持与稳重。

（3）和领导同志或身份较高的人握手，常常采用顺从式，以示对对方比较尊重、敬仰。

①见面时是否握手要根据实际的情况而论，如果客人有意想同你握手，就应当主动、热情把手伸过去；如客人无意同你握手，则不要勉强。总之，在社交场合，社会地位高者、年长者女士、主人享有握手的主动权，故与之握手时应等其先伸出手。

②朋友平辈见面时先伸手者表现更有礼貌，握手时间的长短因人、因地、因情而异。初次见面时握手时间不宜人长，一般以3秒钟左右为宜，在多人相聚的社交场合，不宜只和某一人长时间握手，以免引起其他人误会。

③握手时应双目注视对方，通过双方的目光形成一个情感的"闭合回路"交流。边握手边说："你好！你好！"、"见到你很高兴！"、"欢迎您！"、"恭喜您！"、"辛苦啦！"等用语。

④手握手应是双方相握的两手上下抖动而不是左右晃动，握手切忌用左手，伸出左手与人握手是十分失礼的行为，即使你是左撇子，也要注意握手时伸出右手；不可戴手套与人握手，否则也是十分失礼的；不要拒绝他人主动握手的要求，即使对方顺序有误，如果拒绝他人则成了自己的错误。

### （五）问候的礼仪

在生活中人们常常碰面，需要打招呼。掌握必要的问候礼仪是很有必要的。一般的问候，用于彼此不太熟悉或初次见面的人之间，可以说"你好"、"一路辛苦了"等简单的问候，问候的称呼也很重要。

对于男性的称呼，是领导同志则直接称姓及职务。如：张校长、李局长等。一般同志就称呼姓或名，对于很熟悉的同志，直接叫名字显得更亲切些。

对于女同志的称呼就要讲究一些，一般称同志、女士等。中国不习惯称呼"小姐"，在外事活动中，对国外女性的称呼分为：夫人、太太、小姐、女士四种。特别注意的是对没有搞清楚对方是否已婚时，千万不要称太太，一般称女士或小姐为好。

## 二、通讯礼仪

通讯礼仪包括：书信礼仪、电报礼仪、电话（座机和手机）礼仪。

### （一）书信礼仪

书信是运用文字进行表达思想内容，文字是人际沟通的基本手段之一，掌握各种文书的规范格式和写信要求，运用正确的书信礼仪，明确写作语言表达和词语运用，才能够很好的交流感情、传递信息、沟通联络、联系事物。

所谓文书，指借助于文字而形成的各种书面材料。书信是文书的一种，是人们生活中最为普通、最为古老的一种沟通方式。掌握书信的格式和要求，有助于更好地发挥书信的功能。

书信和格式：信文由称谓、正文、问候语和敬语、落款及时间四部分组成。

**1. 称谓**

应在第一行顶格写，后加冒号，以示尊敬。称谓应遵循长幼有序、礼貌待人的原则，选择得体的称呼。

**2. 正文**

正文是信函的主体。可根据对象和所述内容的不同，灵活地采用不同的文笔和风格。

**3. 问候语**

问候语要单独成行，以示礼貌。有"你好"、"近好"等。先询问对方近况和谈与对方有关的情况，以表示对对方的重视和关切。回答对方的问题或谈自己的事情和打算，简短地写出自己的希望、意愿或再联系之事。

敬语：写信人在书信结束时向对方表达祝愿、勉慰之情的短语，多用"此致、即颂、顺祝"等词紧接正文末尾。下一行顶格处，用"敬礼、X安、安康"等词与前面呼应。

**4. 落款及时间**

在信文的最后，写上写信人的姓名和写信日期。署名应写在敬语后另起一行靠右位置。一般写给领导或不太熟悉的人，要署上全名以示庄重、严肃；如果写给亲朋好友，可只写名而不写姓；署名后面可酌情加启禀词，对长辈用"奉、拜上"，对同辈用"谨启、上"，对晚辈用"字、白"等词。

**5. 信封**

信封上应依次写上收信人的邮政编码、地址、姓名及寄信人的地址、姓名和邮政编码。

邮政编码要填写在信封左上方的方格内，收信人的地址要写得详细无误，字迹工整清晰。发给机关、团体或单位的信，要先写地址，再写单位名称。收信人的姓名应写在信封的中间，字体要略大一些。在姓名后空二三字处写上"同志、先生、女士"等称呼，后加"收、启、鉴"等字。寄信人地址、姓名要写在信封下方靠右的地方，并尽量写得详细周全一些，最后填写好寄信人的邮政编码。

**（二）请柬礼仪**

请柬是私人和公务场合中广泛使用的一种文书形式，是人们举行吉庆活动或某种聚会时，为表示对客人的尊重和邀请者的郑重态度，专门向邀请对象发出的邀请文书。

请柬的内容由标题、正文、结尾及落款和时间几部分组成。

（1）标题写在封面上，如"请柬、请贴"。

（2）正文是请柬的主体，要写明受邀请人的姓名、拟举行的活动名称、活动的时间、地点及注意事项等。要尽量做到用词准确、精炼、恳切、得体。

（3）尾处空两格写上"敬请、恭候"等字样，再另起一行写上"光临、莅临"字样。

（4）落款写在下方，由发柬者署名，再另起一行注明日期。

请柬写好后，最好提前一段时间发出，以便受邀者提前安排时间。

**（三）电报礼仪**

电报是快速、方便的文字通讯工具，发电报要使用有固定格式的专用稿纸。电报由四部分组成：

**1. 电报头栏**

由邮电局营业员填写。

**2. 收报人地址和姓名**

填写时内容要详细准确，字迹要工整清晰。

**3. 电文内容和署名**

电文稿应力求简明扼要、用语准确、不要产生歧义。

**4. 发报人的姓名、地址、电话**

字迹要清楚、内容要准备详实。

[案例]

## 标点符号上法庭

电报全文：手表不要退回。就有意思完全相反的两种解释：A、手表不要，退回。B、手表不要退回。

这是一个真实的案例，发电报方为了省钱电报全文没有标点符号，意思是让对方把手表不要退回！收电报方理解是：手表不要，退回！双方诉讼法院，法院最终判决发电报方败诉，理由是意思表示不清。

### （四）电话礼仪

电话已经普及了，打电话很容易，对着话筒同对方交谈，觉得和当面一样简单，其实不然，打电话大有讲究，可以说是一门学问、一门艺术。

**1. 注意电话形象**

电话交谈的特点是人们相互不能见面，只能通过声音去了解谈话人的内容、意图等，由声音去推测、猜想对方的情绪、表情和心境。

**2. 掌握电话语言**

当电话拨通后，首先说"你好"然后通报自己的单位，必要时还要报上自己的姓名。如果对方没有主动告知他的单位和姓名，你应该客气地问："请问您是××单位吗？"如果自己拨错了号码，应礼貌地道歉："对不起，我拨错号了"。自己拨打的电话一旦通了，应立即通报你所要找的人的名字，如："××同志在吗！"或"麻烦你给我找一下××先生接电话，好吗？"如对方说你要找的人不在，切不可立即将电话挂断，而应该说："谢谢，麻烦你了！"或"谢谢，我过一会再打来。"

**3. 接听电话礼仪**

在办公室工作的人经常会遇到帮人接电话的情况，效果的好坏直接影响所在单位的形象和声誉。所以遇到这种情况，一定要热情、大方，以维护所在单位的良好服务声誉。特别是办公室和传达室的工作人员，接电话后恰当地处理、圆满答复，能树立单位的良好形象。

**知识链接**

5W1H是：指（1）When 何时（2）Who 何人（3）Where 何地（4）What 何事（5）Why 为什么（6）How 如何进行六个英文单词的缩写。

**4. 做好电话记录**

办公室工作的人，每天要接很多电话，处理许多事情，不可能凡事过耳不忘。因此一定要养成记录电话的良好习惯。随时牢记5W1H技巧。

记录完毕后应将主要内容复述一遍，使之准确无误，通常办公室电话记录还应包括来电者姓名、单位、电话号码、来电时间等内容。切忌记录出错而造成不必要的损失和不良的后果。

**5. 使用手机的礼仪**

（1）公共场合手机在没有使用时都要放在合乎礼仪的常规的位置。放手机的常规位置有：一是随身携带的公文包里（是最正规的位置）；二是上衣的内袋里。

（2）不要在别人注视到你的时候查看短信，一边和别人说话，一边查手机短信，是对别人的不尊重。

（3）在学校场所（课堂、机房、图书馆）把手机调到震动，上课时不接电话，下课后再回复。在图书馆接听来电时，应到走廊等不影响他人学习的地方，讲话的声音尽可能低。

## 三、拜访礼仪

在实际生活中，由于交往常常需要到别人家拜访（图2-1），一种是自己主动前往，一种是受别人邀请。若是前者，应事先打电话约好时间，以免突然到访给别人带来麻烦；若是后者，无论答应与否，都应及时告知对方，切忌答应某一方邀请后，又因参加别的约会而失此约。在拜访时，要做以下准备：

**1. 选择合适的服装**

服装首先要整洁大方，赴宴会时，如果是西式宴会，往往穿西装或礼服（请柬中往往写明"请穿礼服"）；如中国作家莫言去领诺贝尔文学奖，组委会就要求穿燕尾礼服。如果是中式宴会，通常无明确要求。一定要注意穿着衣服和出席的场合相适宜。

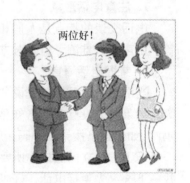

图2-1 拜访礼仪

**2. 带好合适的礼品**

根据不同宴会要准备不同的礼品。

**3. 应当准时到达，或稍稍提前到达，最好不要迟到**

到达主人门前，要先擦净鞋上的泥土，敲门或按门铃切忌重手重脚或时间过长。进门后要将大衣、雨具交给主人安置，并向主人问候、寒暄，还要向在场的主人的家人和其他客人打招呼，待主人安排或指定座位后再坐下。

拜访者特别要注意民族风俗和主人的生活习惯。要向主人说明来意，以便主人接待。如果主人家有其他客人在场，可先在一旁静坐一会儿，不要打断人家谈话。

**4. 在朋友家里要注意自己的仪表**

讲究站有站相，坐有坐相，要大大方方，彬彬有礼。在朋友家室内尽量不要吸烟，要尽量克制，免得弄得满屋烟味，特别在冬天里更应该注意。

拜访时要打招呼，特别要与女主人打招呼，并对主人的宴请说一些赞扬的话，为主人创造融洽、热烈的气氛。

## 四、求职礼仪

求职礼仪是公共礼仪的一种，是职场中应遵守的礼仪，是求职者在求职过程中与招聘单位接待者接触时应表现出的仪表、行为规范和准则。求职礼仪包括书面求职礼仪和求职面试礼仪。

### （一）书面求职礼仪

书面求职是最常见的求职形式之一，一般求职往往是从书面求职开始。书面求职是一张写在纸上的"自我介绍"，虽然无声，却能起到语言的作用，达到自我宣传、自我推销、说服他人、获得求职录用的初步效果。因此写好书面求职信（资料），掌握书面求职的基本礼仪，对于求职者来说至关重要。

**1. 封面设计**

封面设计既要外观整洁、款式大方，又要彰显自己的个性。要和自己的学校、专业以及个人的意愿紧密相关。封面设计一般分为上、中、下三个部分：封面上半部是学校的全名，学校名称上面是学校的所属性质（国家级重点院校）；封面中部设计自己喜欢的个性图案；封面的下端是个人的一些信息资料，包括姓名、学历、专业、联系电话、通讯地址等。

> **知 识 链 接**
>
> 书面求职资料包括：封面、学校简介、个人简历表、学校推荐表、成绩表、各种有效证件（毕业证书、有效资格证书以及各种获奖证书）的复印件。

**2. 学校简介**

把毕业学校的概况介绍给用人单位，让他们从中了解培养你的母校是一所什么样的学校。对于区外的用人单位，学校简介显得非常重要。

**3. 求职信**

求职信是用于向某个单位举荐自己，希望得到聘用的礼仪书信，是个人求职意愿的真实反映，有一定的格式要求。

（1）求职信写作的目的　求职信是求职者以书信的方式向用人单位自我举荐、表达求职意愿、陈述求职理由、提出求职要求的一种信函，是求职者与用人单位沟通的第一步。写信之前要明确两点：一是用人单位的情况，他们感兴趣的是什么；二是自己有哪些方面可以使用人单位感兴趣。求职者在明确这两点后，就可以在信中向用人单位全方位地展示自己的专业技能和文化修养，让用人单位了解、喜欢自己，从而做出选择。

（2）求职信写作技巧

①语言简洁、重点突出：在写求职信时，一定要使用简洁明快、开门见山的语言，可以让对方迅速了解你的意向和优势。另外重点要突出，突出对方非常感兴趣的内容，如专业能力、社会实践能力以及人际沟通能力、特长和个性等。

②谦虚有度、用词恰当：在写求职信时要谦虚有度，一个谦虚的人很容易获得别人的好感，但过于谦虚，也会适得其反，反而让别人怀疑你的能力。即在求职信时要特别注意措辞恰当，既不可狂妄自大，也不能显得自己无能，真正让对方了解你。

③篇幅适宜、不断完善：由于考虑用人单位的精力和时间，求职信的篇幅不宜过长，一般控制在 600 字左右，要特别注意不要出现错字、别字。最好是手写体，并根据用人单位（综合医院、专科医院、妇产医院）的不同要求，适当增减内容，以求不断完善。

（3）求职信范文

王院长：

你好！

请您在百忙之中，抽出一点时间看完我这封求职信。在即将毕业之际，我想为贵院的发展尽自己的一份微薄之力。从我的推荐表中您可以看到，我已顺利完成三年的学业，成绩优秀，曾多次获得学院一等奖学金和市、院的各项表彰。

在贵院实习期间，我担任实习小组长，在每一次转科技能考试中成绩都优秀，名列前茅。我利用自身"童心"的性格和善于沟通的特长经常为患者解除心理问题，特别深得患者特别是小患者的喜爱。我擅长唱歌和舞蹈。在参加贵院举办为纪念"五．一二"国际护士节晚会，表演的女声独唱荣获一等奖。在实习结束时，我荣幸地被评为"优秀实习生"。

在实习期间亲身感受了贵院的发展，我深知贵院领导十分重视人才，办事效率高，人际关系融合，团队合作精神强。我以能成为贵院的一员为我的奋斗目标。我坚信有能力敲开贵院的大门（附上我老师玉凤教授的推荐信供你参考）。在一个崇尚公平竞争的单位里，我会如愿以偿的。最后，我真诚地希望贵院能给我一个为您服务的机会。我热忱地期盼您的答复！

此致

敬礼！

关昕

2012 年 5 月

### 4. 个人简历表的撰写

个人简历表要附在求职信后面，简历表是用最简洁的形式来介绍自己的基本经历。简历表有表格式和文字式两种，表格式常被人们采用，其特点是看的比较清楚，一目了然。简历表填写时一定要突出"简"字，内容要简明扼要、层次分明、重点突出，特别要注意避免出现错字、别字，最好是手写体。

（1）个人简历表的内容

①个人信息：姓名、年龄（出生年月）、性别、籍贯、民族、学历、政治面貌、身体状况、家庭地址、联系电话等。

②学业资料：就读学校、所学专业、外语（语种、成绩），计算机掌握程度，普通话水平等级以及其他各类资格证书等。

③个人履历：个人从初中至就业前所获得最高学历阶段之间的经历，这些履历应前后年月相接。适当突出在大学（高职）阶段的社会工作、党团、学生会工作以及各项社会实践活动等相关情况。可具体列出工作单位、部门、各类工作性质、工作日期、所任职务等。

④所获荣誉：三好学生、优秀学生干部、各项奖学金、社会实践和相关专业竞赛等奖励和荣誉。

⑤爱好特长：乐器、舞蹈、排球、游泳、美术等。

⑥求职意向：求职目标或个人期望的工作职位。

（2）个人简历表的设计样表

| 个人简历 | | | | |
|---|---|---|---|---|
| 姓名 | | 性别 | | 照片 |
| 出生年月 | | 籍贯 | | |
| 学历专业 | | 政治面貌 | | |
| 身体状况 | | 家庭地址 | | |
| 手机号 | | E－mail | | |
| 学业资料 | | 所获荣誉 | | |
| 个人履历 | | 爱好特长 | | |
| 求职意向 | | | | |

**5. 学院推荐表**

学院会给每位合格的毕业生发一份推荐表，并在推荐表上客观公正地写上各位同学在学院的表现。

**6. 成绩表**

学生在校期间各学期学习成绩一览表。通过此表，用人单位可对毕业生在校几年的学习情况进行了解。

**7. 各种有效证件**

毕业生在校学习期间所获得的各种荣誉证书、各种等级证书和各种相关证书的复印件。

以上七个部分是求职书面资料的完整内容。

**（二）求职面试礼仪**

**1. 求职面试礼仪前准备**

（1）信息准备　包括了解就业市场的信息、求职信息的收集。收集就业信息，可以从以下几个方面进行。

①学校就业指导中心：学校就业指导中心是以快捷、方便、经济等优势普及到了千家万户，深受人们的欢迎，是毕业生可靠的信息来源地。

②就业信息网和城市人才服务机构：随着科技的发展，通过就业信息网查找适合自己的就业信息，还可以到当地的人才服务机构、职业介绍所、人才交流大会。

③广泛的社会关系网（人脉网）：毕业生在就业时也动用自己的亲戚、朋友、老师的关系，请他们给你提供就业信息。利用这一渠道时，要根据他们的实际能力而定。亲戚、朋友们往往出于责任心，对于自己所提供的就业信息事先进行一番筛选、推敲后再传到毕业生手里，求职成功的机会较大。

④了解用人单位的信息：是大单位还是小单位？工作的环境是否适合你？用人单

位招聘的人才是急需的还是作为储备人才？了解招聘者信息：招聘者是男性或女性？是年长的还是年轻的？了解面试的一般题型和了解求职方法等。

（2）材料准备　包括求职信、推荐信、个人履历表和申请表。以上资料一定要准备齐全、装订整齐，可根据需要多准备几套。

（3）心理准备　包括明确目标、正确评价自己，克服恐惧心理，充分准备，缓解压力，要充满自信，有胆识、有魅力。凡事积极争取，不轻易放弃机会，勿轻易放弃专业，不要害怕失败，培养耐心和韧性，培养热忱、健康的心理，调整就业心理，培养良好的竞争心态，勇敢推销自我。

**2. 面试求职礼仪**

（1）面试　面试礼仪包括：注重仪表，树立美好形象，衣服穿着要干净整洁，决不穿奇装异服，头发要梳理干净，发型要朴素大方，不要烫发，不可将头发染成黑色以外的颜色。面部要清洁，男生要剃净胡须、刮净鬓角、剪短鼻毛，不留小胡子。女生可适当化妆，但以淡妆为宜，不可浓妆艳抹，并避免使用气味浓烈的香水和化妆品。

（2）见面时的礼仪　进门后应步态稳健地走向面试者，向面试者微笑致意，微笑是社交场合中最富吸引力、最令人愉悦，也是最有价值的仪容表情。微笑可展示自信，缓解紧张情绪，拉近彼此的距离，又给人留下良好的第一印象。致意后主动向面试者问候，可以用"您好"、"见到你很高兴"等礼貌用语。

就座时动作要轻稳，应坐椅子的前半部分，上身微微前倾，以示谦虚，也可以保持标准坐姿，但不能坐成向后仰视的姿势，这样显得藐视人家。如面试者没有示意你坐下，作为求职者应服从安排，大大方方地站立，站立时挺胸收腹，面带微笑目视面试者，身体不可抖动或晃动，更不可耷拉肩膀、低着头、用脚撮地，给人漫不经心或没有教养的感觉。

（3）自我介绍的礼仪　在自我介绍时，在规定的时间里应注意以下几点：

①彬彬有礼、充满自信：自信是成功的基础，也可以反映一个人对事情的态度，因此自信的外表对求职者极为重要。求职者自我介绍时应不卑不亢、大大方方、态度坦诚。

②表达准确、轻松自然：面试中自我介绍易简不易繁，一般要介绍的内容包括：姓名、年龄、籍贯、学历、学业情况、性格、特长、爱好、工作能力、工作经验等。应用准确简练的语言，可以在短暂的面试起到高效的作用，同时反映求职者的严谨干练、自信活跃的职业素质和个性特征，加深面试者的印象。

③内容简练、重点突出：自我介绍的内容要言而有物，介绍的重点不离应聘的岗位内容，用实例说明自己求职岗位优势。切忌大话、"吹牛"，以防给面试者形成自我炫耀的不好感觉。

④张扬内敛、收放有度：自我介绍时，应突出自己积极向上阳光的一面，可以增加人的亲和力；在介绍自己的优势时，一定要注意语气平和、目光亲切、神态自然，体现谦虚、自尊的良好形象；不可表现出得意神态，目光仰视，不可一世的样子，给人以骄傲自大、目中无人、缺少内涵的不良印象。

**3. 求职面试后必备礼仪**

表示感谢，不要过早打听面试结果，查询结果，做好再次冲刺的心理准备，总结经验教训，走出求职误区。

## 实训一　求职面试

【训练目的】熟练掌握求职面试礼仪的基本要求和规范。

【训练准备】

1. 环境准备　以班级为单位设计一个模拟的面试现场。
2. 道具准备　学生座椅、座位职务标签、求职者评价表、笔试和面试的相关材料。
3. 参加人员　任课教师、辅导员和医院的在职护士以及专家。

**模拟应聘（面试）评分表**

| 序号 | 姓名 | 评分标准 | | | | | 备注 |
|---|---|---|---|---|---|---|---|
| | | 整体印象 20分 | 自我介绍 20分 | 语言表达 30分 | 技能操作 20分 | 特长展示 10分 | |
| 1 | | | | | | | |
| 2 | | | | | | | |
| 3 | | | | | | | |
| 4 | | | | | | | |

说明：

1. 整体印象　包括着装打扮、面部表情、态势动作等。
2. 语言表达能力　指在回答问题过程中表现的各种能力。
3. 操作能力和特长展示　操作熟练、认真细心。
4. 学生准备　自我介绍内容背熟，着护士服（要求衣帽整齐、干净符合护士着装礼仪）。

【训练方法】

1. 训练内容　求职着装礼仪、行为举止礼仪、言谈礼仪、会面礼仪、介绍礼仪和求职礼仪等。

2. 案例资源

（1）某解放军医院到我院招聘护理专业毕业生3人。

录用条件：中专或中专以上学历，有良好的道德质量，热爱本职工作，学习成绩优秀，技能过硬的应届毕业生。有特长者，当过班干部的优先考虑。

面试要求：附带个人简历一套，着装符合护士礼仪规范，自我介绍2分钟，自选一项护理技能进行操作。

（2）某矿区职工医院计划在我院招聘护理专业毕业生5人。

录用条件：中专或中专以上学历，有良好的道德质量，热爱本职工作，学习成绩优秀，技能过硬的应届毕业生，有吃苦耐劳精神，有体育特长者，优先考虑。

面试要求：附带个人简历一套，着装符合护士礼仪规范，自我介绍 2 分钟，自选一项护理技能进行操作。

（3）某市儿童医院计划在我院招聘护理专业毕业生 10 人。

录用条件：中专或中专以上学历，有良好的道德质量，性格开朗，有爱心善于和儿童沟通，热爱本职工作，学习成绩优秀，有吃苦耐劳精神，有文艺特长的，优先考虑。

面试要求：附带个人简历一套，着装符合护士礼仪规范，自我介绍 2 分钟，自选一项护理技能进行操作。

面试时间：×××年××月××日：上午 8：00～10：00

面试地点：学院 2 号会议室

联系电话：××××××　手机：1380472×××

3. 训练指导　指导学生写好自我介绍内容，设计好个人简历以及招聘考试的题签。以学习小组为单位，组长负责制，预先练习，内容熟记。指导教师对训练的内容进行分析和讲解，分析不同医院对招聘护士的要求有别。指导学生求职的礼仪要点，学生以扮演角色、角色互换的方式进行练习，教师提出要求，根据学生的具体情况进行个别辅导。

4. 情景训练要求

个人简历全面（最好手写），自我介绍准备充分。

着装得体自然，充分展示大方、自信。

注意语言表达自然、语速适宜，应用礼貌用语。

举止端庄，稳重，显示良好的教养。

【效果评价】

1. 学习态度评价　在面试前按要求充分做好准备，在面试过程中态度端正，按要求圆满完成训练任务。

2. 能力发展评价　充分运用面试礼仪，提高场面的沟通能力和应变能力。

3. 职业情感评价　培养学生严谨、务实、精益求精的工作态度。

4. 团队精神评价　各个角色相互配合是否默契，准备时分工明确，每个成员都能积极参与。

5. 创新意识评价　在准备期间，简历设计有特点，场面发挥有新颖之处，沟通有技巧，应变能力强。

## 目标检测

### 一、填空题

1. 家庭是由具有_____、_____和的人们长期居住的共同群体。

2. 通讯礼仪包括：_____、_____、_____三种。

### 二、选择题

1. 求职礼仪不包括（　　）

A．书面求职礼仪      B．求职面试礼仪

C．电话求职礼仪      D．短信求职礼仪

2．人们在交谈时，要注意语言的准确性，下面哪种没有注意语言的准确性（   ）

A．发音准确      B．语速适度

C．内容简明      D．常使用方言

3．在求职面试个人介绍时，最好控制在多长时间内（   ）

A．1~3分钟      B．3~5分钟

C．5~7分钟      D．7~10分钟

4．在中国对女同志的称呼一般不习惯称呼（    ）

A．同志      B．女士

C．夫人      D．小姐

## 三、简答题

1．引导客人时要注意什么？

2．到朋友家做客应注意什么？

3．求职面试中自我介绍时要注意什么？

## 四、案例分析题

1．张飞是某医学院毕业生，到某市中心医院应聘。张飞在等待区等待时，大声与其他人说话，夸自己多么优秀等，被引导员两次提示"小声谈话"，张飞都无所谓。等到他正式应聘时，招聘人员没有多问，只问是什么学院毕业的就结束了……。

请问：张飞在应聘时做错什么了？他能应聘成功吗？

2．阅读以下求职应聘的故事，我们能从中获得哪些启发。

故事一：《门口一把扫帚》

一家公司招聘一名中层管理人才，经过筛选对最后六名应聘者进行复试，大家都很好地回答了所提出的问题，其中只有一名应聘者注意到门口倒着扫帚，把它轻轻地扶起来。结果公司录用这名应聘者。

故事二：《良好习惯，自然成功》

十几个应聘者到一家公司应聘，从公司大门到办公大楼要经过一个小花园，为走捷径在花园里已经人为地踩出一条小道，大部分应聘人就从小道直接去办公楼，只有4名应聘者没有从小道走，而是从花园旁的小路去办公楼，结果是这4名应聘者参加了复试。

故事三：《一杯茶水看端倪》

某公司招聘一名办公室秘书，应聘者30多名，经过层层筛选最后剩下三名女孩。面试开始前，为缓解紧张气氛。考官说："你们想喝点什么？请随便来吧。"三名女孩都说要喝茶水，公司代表把沏好的花茶水杯端来时，第一个女孩说："我在家一直喝红茶，不爱喝花茶。"第二个女孩说："我在家一直喝铁观音，花茶太便宜。"第三个女孩说："喝什么都行，我无所谓。"这时候正式的面试还没有正式开始，前两名女孩被招聘小组从面试评价表上划去名字。

（王景然）

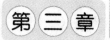

# 第三章

# 护士仪表礼仪

**学习目标**

1. 掌握护理人员仪容修饰及着装的要求，护理人员化妆的原则和技巧。
2. 熟悉社交场合着装的原则，西装的穿着要求。
3. 了解一般场合中头发、面部和肢体的修饰。
4. 应用能够利用所学的知识，做到着装规范；合理应用面部表情。

**【引导案例】**

护士小王，毕业后在一家三级甲等医院的内科病房工作，工作踏实，肯干吃苦。多次受到患者及其家属的好评。但她生性活泼好动，着装入时，化妆色彩鲜艳，也多次被护士长指出不符要求。请问：小王出现的问题在哪里？该如何指正？

仪容指一个人的外貌、外观，通常指容貌；仪表是人的外表，是形体、姿态、举止、服饰、风度的综合体现。在人际交往中，每个人的仪容仪表可以体现一个人的文化修养，会引起对方的关注。护理人员良好的仪容仪表是对其职业形象的外部要求，也是使服务对象保持最佳的身心状态必不可少的。

# 第一节　仪容礼仪

在仪容礼仪中，对个人的仪容礼仪首要要求是仪容美，具体包括以下含义：首先指外在美，，指天生清秀丽质；也可根据个人的特点，职业要求，扬长避短，塑造出个人的美好形象；其次指内在美，指个体通过不断的学习，提高自身文化修养，提升职业道德素质；同时也可通过高尚行为体现个人的美好的心灵。对仪容礼仪的要求，具体表现在以下几方面：

## 一、头发的修饰

在人际交往中，整洁的头发既能体现美观、大方、富有朝气的精神面貌，同时也是对交往对象的尊重。合适的发型、发饰更能体现一个人的气质与修养，增加整体美感。因此在头发的修饰上应注意下列问题：

### （一）整洁

要保持头发的清洁，做到无异味，无异物，要经常清洗梳理，做到干净整洁。

### （二）美发护发

日常生活中人们往往要对头发进行有意识的修饰，即美发；美发要做到美观大方，自然适宜。

**1. 烫发**

是较为常用的美发方式，可根据年龄、职业和自身的特点选择自己喜爱的发型，但应避免不伦不类，标新立异。

**2. 染发**

最初是掩饰头发某些方面的缺陷，如年轻人将白发染成黑发。发展到现在，染发者较多，但是不要将头发染成怪异的颜色，尤其在正式的场合。

**3. 做发**

利用发胶等物质将头发固定成某一发型，和烫发类似，但持续时间较短。除演艺界人员，也尽量避免奇形怪状。

**4. 护发**

乌黑亮丽的头发往往能起到锦上添花的作用，所以应加强头发的养护，做到勤洗发勤护发。具体护发的方法应注意以下几方面：

（1）梳发　梳发可以使头发柔顺，也可促进血液循环，促进其新陈代谢。正确的梳发方法：短发可以从发根梳到发梢，长发一般从发梢开始，逐渐梳到发根，在梳发过程中，避免强行拉拽头发，以免引起疼痛或造成头发脱落。

（2）洗发　洗发时首先要根据头发的性质，选择合适的洗发液和洗发的次数，一般油性发质每周洗发2~3次，干性发质每周1~2次，季节不同洗发的次数也会不同，夏季洗发次数会增加，而冬季相应会少一些。

（3）按摩　按摩头皮可促进头皮血液循环，促进代谢，但力度要合适，尤其油性发质，按摩力度太大，容易导致油脂分泌旺盛。

### （三）选择合适的发型

**1. 发型与脸型的配合**

在选择发型时，首先应使发型与脸型协调，根据脸型来选择适合的发型，借以弥补不足（图3-1）。

（1）鹅蛋型脸　是东方人非常崇尚的脸型，长发、短发都可。

心型脸　　　　圆脸　　　　长脸

图3-1　脸型

（2）圆形脸　在修饰时应注意表现脸的轮廓，前额应清爽简单，避免头发遮住额头，但不能完全暴露前额，可用下垂的头发遮住过宽的脸，使脸显得稍长一些，因此头发可三七分或中分。

（3）方形脸　应使头发略盖前额，发分线侧分，也可结低发髻，以示优雅；切忌头发直垂下来。

（4）长形脸　可选择飘散的的头发，弥补颊部欠丰满的不足；发线一般采用侧分法。

（5）由字型脸　由于两边腮比较丰满，额部较窄，选择发型时应增加两边的头发，可用波浪或卷发来达到增宽前额的效果。

（7）甲字型脸　修饰时不要使前额全部暴露，发型中分应是理想的选择。

**2. 发型与体型的配合**

发型选择是否合适直接对体型产生影响，进而影响整体形象。身材瘦高者，头发不宜盘的太高、或将头发剪得太短。身材矮小者，应选择精巧别致的发型。身材高大者，一般选短发为好。体型矮胖者，应选择短而有层次的发型，不宜留长直发（图3-2）。

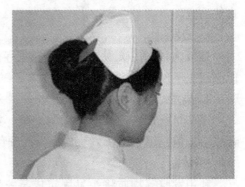

图3-2　护士发型

**3. 发型与职业的配合**

发型能够反应一个人的修养，文化水平和精神状态。因此在选择发型时应充分考虑职业的要求与匹配。例如：学生的发型不宜复杂，应以简单为主，能够反应学生的朝气和热情；而职业女性的发型应该能够体现其稳重、干练与成熟。

**4. 发型与年龄的配合**

对于不同年龄阶段的人来说，应该选择与其年龄相适合的发型。一般来说，年长者不宜留长发；而对其最适合的发型为短发，可以是直发也可卷发。但对年轻的女性可以根据其具体特点选择适合的发型。

**5. 发型和服饰的配合**

按照传统的习惯，在不同的场合应着与环境相适应的服装，与此相对应的是发型与服装也应匹配。例如参加宴会身穿晚礼服，可把头发盘成发髻；但如身着休闲服时，可把头发扎成马尾。

对于护理人员来说，发型的要求有其特殊性：一方面和年龄、职业相适应；另一方面又要符合护理工作的特殊要求。因此，对护理人员的发型要求整洁，美观，利落，方便工作，减少污染和交叉感染的机会，具体做到：女性护理人员工作时头发前不遮眉，侧不掩耳，后不披肩，长发要盘起。短发也不宜超过耳下3cm。男性护理人员无论在什么科室工作，都不能留长发，亦不能剃光头。

## 二、面部的基本修饰

### （一）清洁

面部修饰首先应保持面部的清洁，使之清爽，无油渍、无异味。

**1. 眼部修饰**

首先及时清除眼部的分泌物，保持清洁；如患有眼病，应自觉回避。如佩戴眼镜，也要及时擦拭清洗。在正式的场合避免佩戴太阳镜。

**2. 耳部**

在洗脸、洗澡时，应清洗耳朵，及时清除耳部分泌物；如耳毛较长及时修剪，避免外露。

**3. 鼻部**

及时清洁，修剪鼻毛，要注意不在公共场合擤鼻涕，挖鼻孔，以免失礼与他人。

**4. 口部**

要保持口部清洁无异味，必须要定时刷牙，要做到"三个三"：每天刷牙三次，每次刷三分钟，每次在饭后三分钟刷；经常使用牙线或洗牙来保护牙齿。在上班或应酬之前，不要吃刺激性太强的食物，如大蒜、韭菜、葱等。在正式场合避免发出异响，如哈欠、清嗓等。男性如无特殊宗教信仰，胡须应及时修剃。

### （二）化妆

天生清秀丽质在体现自然美占一定的优势，但后天的修饰也是体现仪容美的关键。而弥补仪容缺陷的首要方法是化妆。适当的化妆可以遮盖缺陷，可以体现人的涵养与气质，当然也是对他人的尊重。为达到此目的，化妆应遵循一定的原则：因人而异，因时而异，因地而异，即根据年龄、职业、环境选用不同的化妆技巧。护理人员在化妆时要根据工作的要求，掌握一定的技巧。

**1. 化妆的原则**

（1）美观自然　化妆的目的旨在使人更美丽，因此，化妆要得体适度，扬长避短，避免任意发挥，寻求新奇，标新立异。同时做到自然真实。

（2）合适协调　化妆要注意即将出席的场合，如工作时要化淡妆，参加社交活动时的化妆可稍浓，口红和指甲油的颜色要一致。香水不应涂在容易出汗的地方。妆容是否得当，还要注意是否协调，注意其整体效果，应使妆面协调，与环境协调，与服装协调。

**2. 化妆品的选择**

可以根据年龄、季节和皮肤的性质来选择化妆品。

年轻女性，一般少用营养霜；中年女性皮肤弹性开始下降，皮肤干燥，出现色斑，注意用保湿性的护肤品，而年龄更大些时，就该选择抗衰老的化妆品。

化妆品的选择可根据皮肤的性质、季节和年龄来选择，皮肤可分为油性、干性和中性。中性皮肤选择化妆品的空间相对大些，可稍随意些；油性皮肤常选用弱酸性化妆品，干性皮肤可选择中性化妆品。

在不同的季节，皮肤的状态也会产生变化，冬季皮肤干燥，可选用保湿化妆品、含油脂多的化妆品；夏季天气热，汗腺分泌旺盛，应选用含油少的化妆品。春季和秋季可选用含奶类的化妆品。

**3. 护士化妆方法**

护士化妆法简单流程为：抹粉底，画眉，眼部修饰，涂口红，抹腮红，定妆。

（1）抹粉底　用接近肤色的粉底涂遍整个面部，包括面部、颈部、眼脸、唇部。

（2）眼部修饰　画眉时首先梳理眉毛，要画出眉的立体感、自然感，遵循"由粗到细"的原则，眉头最粗，眉尾最细。之后用眉刷顺眉的生长方向梳理，使眉道自然。

画眼影时淡妆要稍细一些，贴睫毛根部画，下眼线只画外 2/3。涂睫毛时先用睫毛夹卷睫毛使其上翘，上眼睑的睫毛从根部向梢部涂染，下眼睑的睫毛要横向涂染。

（3）涂腮红　可以根据脸型确定具体位置，一般从颧骨下向外上方晕染。

（4）涂口红　唇膏的颜色应与服装及妆面协调，在唇廓内涂唇膏。

（5）定妆　用粉扑蘸干粉轻扑妆面，扫掉浮粉。

**4. 化妆的禁忌**

（1）忌当众化妆　应掌握避人的原则，避免当众化妆，参加应酬时应事先化好妆；或在专用的化妆间进行。

（2）忌妆容出现残缺　若出现残缺，应及时避人补妆。

（3）忌借用他人的化妆品　借用他人化妆品不卫生，因此应避免使用他人化妆品。

## 三、肢体的修饰

头面部的修饰在礼仪中固然非常重要，但礼仪活动中的许多表现形式是通过肢体的协同完成的，因此同样应该重视肢体的修饰。

**（一）手臂**

在社会交往过程中，手势语是传递信息最常用的表达方式。护理人员在工作中用手的机会非常多，应重视手臂的修饰。

**1. 手**

手掌是手臂的中心，也是表达信息的关键部位，因此应注重其修饰。

（1）清洁养护　在日常生活中，手是接触他人他物最多的部位，为保证清洁、卫生、健康，应加强清洗。洗手时应选用质量较好的洗手液或香皂，避免使用刺激性强的洗护用品。洗好之后涂抹防护霜。接触刺激性强的化学药物时，需佩戴橡胶手套。

（2）指甲　工作期间不可留长指甲，指甲太长不符护理人员的身份，还容易藏污纳垢，留下不卫生的印象，其长度不应超过指尖。其次，指甲也不宜过分修饰，不应彩色的指甲油，一位护士在工作期间涂大红大紫的指甲油，与自身的身份和工作环境不相符，也容易给患者留下不良的印象。修剪指甲时应避开公共场合，否则，既不文明也不雅观。

**2. 肩部**

在正式场合中，肩部不应暴露在外，护理人员在工作期间不可穿无袖上衣。

**3. 腋毛**

腋毛属个人隐私，不应为他人所见，因此在正式的场合，不应穿无袖装，如着无袖装，应先剔去腋毛。

**（二）腿部**

腿部在近距离范围内，也常被他人重视，所以同样应注重腿部的修饰。

**1. 腿部**

在正式场合，男士不可以暴露腿部，即不可穿短裤；女士亦不可穿短裤，在正式场合女士可穿长裤、裙子，但不可暴露太多；着裙装时，应配以合适的袜子。

**2. 脚部**　在正式场合都应穿袜子，一些使脚部过于暴露的鞋子，也不得登大雅之堂。护理人员工作期间应穿护士鞋，轻便、舒适、美观，也方便工作。此外还应保持足部的卫生，鞋子、袜子要勤洗勤换，不可穿破损的袜子，不可当众脱鞋，否则有损自身形象。

## 四、面部的表情

人的面部表情是非常丰富的，面部表情的变化可以反映人的内心世界，表情每一细小变化，都能向外界传达不同的信息。因此，表情也是护理人员和患者交流的一种形式。护士的表情应该是亲切、自然，可以给患者信赖感，可以让患者感受到关怀，有利于护患合作从而促进患者的康复。

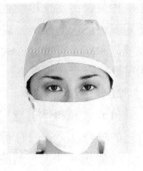

图3-3 护士目光

### （一）目光

眼睛是心灵的窗户，目光是各种表情的核心，可以体现喜悦，哀愁等情绪。在人际交往过程中，目光应运是否得当，直接影响信息的传递。因此护理人员和患者交流时，除善于用目光表达自己的情感外，还应善于观察患者的眼神，从中获取真正有利于恢复健康的信息（图3-3）。

**1. 注意目光注视的部位**

在社交场合根据交往的对象和交往的场合，注视的部位是有所不同的。常用的有以下三种：

亲密注视　注视的范围在两眼到胸部之间，关系亲密的人间常用此方式如亲人之间、恋人之间。

公务注视　注视的范围在双眼到额头之间的距离，常用于公务洽谈。

社交注视　常用于一般的社交场合，注视范围在对方的两眼到唇之间的三角形区域，如参加应酬，酒会、舞会时。

**2. 把握注视的时间**

在社交场合中，注视时间的长短十分重要，一般情况下，听的一方应多注视说的一方。表示友好时，注视对方的时间应占整个相处时间的1/3以上。注视时间过长，会被认为对对方本身比谈话内容更感兴趣，尤其是异性注视时间太长会令对方产生尴尬；注视时间过短则被认为对谈话内容不重视。

**3. 注意目光注视的角度**

对不同的交往对象，注视的角度是不同的。在普通场合，与身份、地位平等的人交往注视时为平视。俯视即低头注视他人，一般身居高处时，也可表示对晚辈的宽容，也可表示歧视。仰视表示对他人的敬仰，用于晚辈对长辈表示尊敬之意时。一般情况下，应避免轻视、鄙视、蔑视等失礼于人的目光。

**4. 注意目光的均衡性**

在与多人交流时，要注意目光的均衡，即要注视在场的每一位，不要长时间停留在某一位身上，以免让其他人产生被冷落的感觉。

## （二）笑容

笑是一种无声的语言，可以传递信息，表达情感；可以增加人与人之间的信任，缩短心与心之间的距离。护理人员的微笑能减轻服务对象的痛苦，也是促使护理工作顺利进行的重要保证。

### 1. 笑的种类

微笑是发自内心的，不发出任何声音，眉梢上扬，嘴角微微上翘，不露出牙齿，是一种友善，愿意接纳他人的表示。微笑是所有笑容最大方、最得体、最真实、也是适用范围最广的表情。轻笑，嘴唇微张，牙齿微露，多用于表示愉悦、欣喜的时候。浅笑，常见于害羞时。大笑，嘴唇张开，牙齿显露，往往表示非常开心。对此，护理人员要根据具体情况灵活应用。

### 2. 笑的注意事项

（1）表现得体适度　虽然微笑能够缩短人际间的距离，但要把握合适的度，应在合适的场合、合适的时间；不可随意滥用。不合时宜的微笑容易引起误解。

（2）统一协调　笑的时候，应是表里如一，与谈吐相符；切忌脸上挂笑，却出言不逊。或举止得体，却冷若冰霜。同时脸部肌肉应协调一致，否则会觉得十分勉强，表现出虚假、失真的笑。

（3）笑的禁忌　护理人员在工作时不能出现失仪的笑，如假笑、讥笑、嘲笑、冷笑等。

# 第二节　服饰礼仪

服饰是指服装、饰物和携带品的总称。俗话说"三分长相，七分打扮"这充分说明了服装修饰的重要性。服饰是一个人仪表的重要组成部分，具有强化美感和掩饰不足的功能，也能反映一个国家的经济水平和精神物质风貌。

## 一、服饰概述

### （一）服装

服装最原始的功能是遮羞御寒，但现代社会已被作为一种文化向外传递信息，同时也是着装者的身份的标志。

### 1. 着装的基本原则

着装，是指服装的穿着，是一门艺术，也是一门技巧。不仅仅指简单的穿衣戴帽，也能折射出着装者的品味及涵养。因此在着装时应充分考虑时间、地点、场合等综合因素。一般情况下，着装的原则可概括如下：

（1）TPO原则　所谓TPO，是英文 time, place, object 三个英文单词首字母的组合，分别代表时间、地点、目的；TPO原则是指人们的穿着打扮应和时间、地点、目的相适应。也只有遵循这个原则才是合乎礼仪的。

Time原则，即时间原则。着装首先要符合时代特征，顺应时代的潮流，既不能太超前，又不能太落后。过分超前或落伍，都会引起别人的注意。其次符合季节变化，应根据季节的变化，做出相应的调整，冬天服装应以保暖，大方，轻便为主，夏天服装应以透气，吸汗，简洁为主，但避免暴露过多，影响个人形象。

Place原则，即地点原则。首先与地点相适应，不同国家、不同地方由于文化、地域差异，着装也有所不同。如中西方文化差异导致着装有所不同。同一国家内，如我国，不同民族之间的文化习俗不同，着装习惯也不同。其次，与自身所处的环境相协调；在不同的环境，例如工作场所和休闲环境，农村和城市，舞台服装和生活中服装都会不同。具体要求为：在工作、与会等相对严肃环境中，着装应整洁庄重，外出旅游服装应以舒适、宽松，轻便为主。

Object原则，即目标、目的原则。着装应适合自己所扮演的社会角色。不同的社会角色着装应有所不同。如要参加面试、洽谈生意，应以庄重为主；站在讲台上讲课的教师，服装应大方、简洁，真正起到为人师表的作用。

（2）适宜性原则

①与年龄相适应：不同年龄人着装应根据年龄来要求自己，如年轻人服装往往以款式简洁、大方为主；体现出清新，质朴，朝气蓬勃的美，避免佩戴过多的首饰。中年人服装要体现出成熟稳重的气质；老年人可选用款式大方庄重的服装来体现自己的涵养。

②与职业相适宜：不同的职业对服装的要求不同，在衣着上要体现自己的职业特点，要与从事的职业，身份及社会角色相协调。总之既不能过分修饰，也不能不修边幅。

③与体型相适宜：选择服装时要综合考虑自身的特点，可根据自己的体型和肤色选择衣服。体型较好者，服装选择的范围较大；对体型较胖者，不宜选择紧身的衣服和带条纹的衣服；可选颜色较深的套装。体型偏瘦者 尽量减少肢体的暴露，可用长裤，长衫等，衣服可有点缀。脖子较长适合穿高领的衣服。

④颜色相适宜：服装的选择同样要考虑颜色，注重颜色的搭配。搭配合适会产生和谐美。其中有三种颜色搭配容易，可被认为是基础色，黑、白和灰色，搭配颜色的范围也较大。

（3）整体性原则　着装得体，能够起到美化修饰的作用，因此在选择服装应考虑年龄、职业、气质、肤色，及所处的环境，并与之相协调才能呈现整体的美。

（4）整洁原则　无论何时，服装都应该是整洁的，勤洗勤换，不能有污渍，不能有异味，不能出现绽线破损的地方，扣子要订好，要注意衣领和袖口的清洁。

### （二）西装

西装是西式服装，是相对中式服装而言。在19实际40年代前后传入我国，发展到今天已是服装组成的重要元素，因此穿西装需掌握其要求。

（1）首先西装要合体，大小合适，衣领要低于衬衫领口1～2cm，上衣长度以伸直手臂恰好达到虎口为宜，衣袖恰好触及手腕合适，衬衫袖口露出1～2cm，松紧以内穿一件羊毛衫合适为宜，裤子长短合适。西装有单排扣和双排扣之分，单排扣的西装如是两粒扣子，只需扣上面一粒，三粒扣子可扣中间一粒，也可扣上面两粒，在非正式场合也可不系扣子；但是双排扣的西装所有扣子需扣齐。

（2）穿西装应穿衬衫，且衬衫大小要合适，衬衫袖口的纽扣一定要扣上，衬衫袖比西装袖长出1～2cm，衬衫领应比西装领高出1cm，衬衫的下摆必须扎在裤内。在正式场合，衬衫的颜色最好是白色。

（3）西装的衣袋和裤袋里，不宜放太多的东西。西装左胸外面有个口袋，是用来插手帕作装饰用的，不宜放其他东西。西装的驳领上有一个扣眼，是参加婚礼，或盛大的宴会插鲜花时用的。

（4）凡是正式场合，穿西装就应系领带，颜色可根据出席的场合选择，领带长度不可太长，也不宜太短，以恰好触及腰带扣即可；如穿马甲或羊毛衫，领带应在其里面，使用领带夹时，应加在衬衫衣扣的第四粒至第五粒之间。

（5）穿西装时，不应穿布鞋，凉鞋或旅游鞋，应穿黑色或深褐色的皮鞋，袜子也应选择深色。在正式场合，最好选用深色的西装。裤子大小合适，且裤线要直。

（6）穿西装的禁忌　西装上衣的外袋不要拆开，可保持西装的外形，使其不易变形；商标在穿之前一定要拆掉；腰间不可挂手机，打火机等；衬衫要干净，领口袖口不可出现污渍，如有要及时更换。

### 知识链接

#### 服装选择的技巧

1. 建立自己的着装特点：每个人都有自己的审美品位和着装爱好，如能够做到这一点，、就不会被变化的潮流所控制，用自己喜欢的服装再配以时代特点，就体现独特的穿衣个性了。

2. 基本服装是必备的：服装流行速度很快，也是千变万化的，但总有一些衣服是经久不衰的，如牛仔裤，白衬衫，不仅穿起来好看，而且流行时间也长。所以衣橱里应有这样的衣服备用。

3. 和自己搭配的衣服：和自己搭配，包括年龄、气质、肤色、职业等搭配，在选择衣服时，不要受导购员左右，应根据自身的特点来选择。

### （三）饰物

饰物是指人们在着装是所佩戴的装饰性的物品，具有美化和点缀的功能。往往发挥着画龙点睛的作用。但在选择饰物时，应根据年龄、职业、发型、容貌等综合考虑。

**1. 饰物佩戴的原则**

（1）数量原则　佩戴首饰时，以少为佳。一般情况下，佩戴首饰不超过三件，否则容易造成华而不实的感觉。当然特殊情况例外，如正在举行婚礼的新娘可佩带多件首饰。

（2）同质同色原则　如佩戴两件以上的首饰时，要力求同色同质，即同样的颜色、同样的质地。

（3）身份原则　佩戴首饰要和场合、身份相协调。在校学生一般最好不佩戴饰物，一般工作人员不应使用夸张、怪异首饰。

（4）习俗原则　遵守习俗，不同的地区，不同民族有其自身的文化习惯，对此既要了解，也要尊重。

**2. 饰物佩戴的方法**

饰物的种类较多，具体品种常见的有戒指、耳环、项链、手链、手镯等，按其使用的部位分有头饰、耳饰、颈饰、胸饰、腕饰等，除遵守上述原则外，不同的首饰佩戴时还有其具体的要求。

（1）戒指　通常被作为爱情、吉祥、富贵的象征。一般情况下，戒指佩戴在左手上，而且只戴一枚戒指，戴太多戒指有炫耀之意。最多时可戴两只，在相邻两手指上。在许多国家和地区，戒指佩戴手指不同，代表不同婚姻状况。戒指戴在食指上，表示寻求恋爱对象；戴在中指上表示正在恋爱中；戴在无名指上表示已经订婚或结婚；戴在小手指上表示自己是独身的。

（2）项链　是佩戴于颈部的环形饰物，是平安、富贵的象征。通常戴项链也仅戴一条，男女都可佩戴，但男士佩戴一般不外漏。项链的恰当使用可起到锦上添花的效果，但要和年龄、职业及颈部特点协调。

（3）胸针　即佩戴在胸部的饰物。多为女士所用。胸针结构色彩多种多样，又用在比较明显的位置，所以有较强的装饰功能。佩戴胸针有较多的讲究，穿西装时，多别在左侧衣领上；穿无领上衣时，多用在左侧胸前。

（4）手表　在正式场合，手表常被视为饰物。往往代表财富、地位和身份等。所以在正式场合特别是男士要注意手表的使用。

① 手表的选择：手表根据价位可分为低档、中档、高档和豪华表。选择时，应根据自己的情况量力而行，同时还要兼顾职业、场合等。在外形上，对年龄较大者应首选造型庄重保守，以便适合在正式场合使用。在颜色上，避免颜色繁杂，一般应选择单色或双色手表，表带金色、银色、黑色为首选。

② 禁忌佩戴的手表：在正式的社会场合，由于要考虑自身的身份、文化修养等因素，成年人不应佩戴广告表、卡通表等，以免给对方留下不雅印象。

## 二、护理工作中的服饰礼仪

护理工作既是科学的综合，也是艺术的体现。护理人员的个人形象直接或间接影响服务对象，进而影响护理的效果和质量。得体的服饰会提高护理人员的自信，提高其沟通交往能力。护理人员的着装除应遵守基本的原则外，还应体现护理工作的特点。

### （一）护理人员工作时的着装原则

**1. 在工作时应穿护士服**

护士服不仅是工作的象征，更能体现护理人员的精神风貌。护士服在设计上既能展现护理人员的职业形象美，同时还要适合工作要求。护理人员在岗时必须身着工作服，这是最基本的要求。不同科室的护理人员，护士服的颜色和款式略有差别，一般病房的护理人员，常穿白色连衣裙式护士服，儿科病房一般为粉红色的工作服，可以是连衣裙式，也可是分体式；急救科一般为绿色的分体式工作服，当然还有淡蓝色、淡绿色的工作服。

**2. 在岗时要佩戴护士帽**

护士帽是职业的象征，根据具体的工作环境可选择燕帽或圆帽。

**3. 穿护士服应佩戴工作牌**

护理人员穿工作服饰应佩戴标有姓名、职务、职称的工作牌，可以促使护理人员更积极主动提供服务，同时也可接受服务对象的监督。因此，护理人员在工作期间应自觉佩戴胸牌。

**4. 着装简约端庄**

护理人员不宜留长指甲，不涂指甲油，不戴首饰。工作期间不留长发，长发者应盘起。在仪容修饰上应以简洁为主。工作期间，不应在服装、仪容上过度修饰，以免影响个人形象。

### （二）护理人员着装的具体要求

#### 1. 护士帽

护士帽有两种，即燕帽和圆帽（图3-4）。

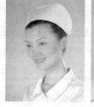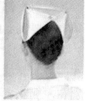

燕帽在一般护理工作中可佩带。圆帽在手术室，无菌治疗室内、传染病病房使用。戴燕帽时，如是短发则要求前不遮眉，后不披肩，侧不掩耳；如是长发，要将其盘于脑后并固定，所戴发饰应素雅端庄。燕帽应平整无折，戴正戴稳，用白色发夹固定，距前额发际4～5cm。戴圆帽时，将头发全部盖住，逢封应放在脑后。

图3-4 护士帽

#### 2. 护士服

护士服可有裙式和分体式。一般以白色为主，另有粉色、淡蓝色，淡绿色等。质地要求不透明，易消毒，易清洗。具体应根据不同科室特点具体选择。穿裙式护士服时，大小应合适，衣长恰好过膝，袖长刚及腕部，内衣衣领不可外露，扣子全部扣齐，腰带平整、松紧适宜；在夏季如穿裙子时，工作服下摆需将裙子全部盖住，同时穿肤色长袜；冬季穿长裤，颜色需和工作服一致。护士服如沾染血渍、污渍及时更换；扣子掉了，要及时缝好，不可用胶布粘贴或用别针替代（图3-5）。

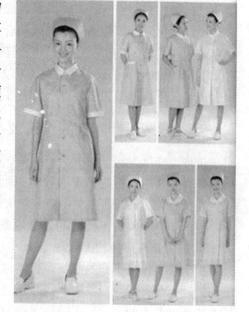

#### 3. 鞋袜

护士鞋以平底或小坡跟白色、乳白色防滑为宜。袜子以白色或肤色为主。袜子长度要高过裙摆或裤脚。

#### 4. 口罩

口罩可分为纱布口罩和一次性口罩。佩戴

图3-5 护士服

时应将口鼻全部遮住，口罩带子松紧合适。要勤洗勤换，在与他人讲话，一般要将口罩摘下。用完之后，一次性口罩应集中处理，而纱布口罩应放入胸前的衣袋内。

#### 5. 工作牌

工作牌佩戴于左胸，正面朝外，便于接受监督，保持清洁无污渍，上面不宜贴或吊挂他物。

#### 6. 进出病区的便装

进出病区的便装，可跟据自己的喜好，以秀雅大方为主。不宜着过分暴露的时装，如迷你裙。露脐装，超短裤，亦不穿硬底鞋、拖鞋。男护士不穿背心，短裤、拖鞋进入病区。

**知识链接**

### 护士服的演变

　　真正的护士服起源于南丁格尔时代，当时护士服以"清洁、整齐利于清洗"为原则。20世纪初，护士服在我国出现，随着时代的变迁，护士服款式和颜色在不断变化。最初女护士服为粉红色，男护士服为蓝色，女护士发梢上系一根红头绳。20世纪20年代我国各地医院护士和护生的服装款式和颜色不一。1928年，林斯馨女士在第九届护士代表大会上提出统一护士服，得到与会者的响应，1948年，中国护士会规定，毕业护士着白色护士服、白帽；护生着蓝白两色。发展到今天各地医院的护士服款式和颜色也不完全相同。

## 实训二　护士工作装和微笑训练

**【目的】**

1. 掌握护理人员工作妆的化妆方法。

2. 熟悉护理人员工作妆化妆和微笑的技巧。

3. 学会在工作期间得体应用微笑。

**【学时】**2学时。

**【准备】**

　　环境准备：形体训练室。

　　用物准备：学生可自带化妆品。

　　学生准备：衣帽整洁，头发应符合要求。

　　**【过程】**护理人员工作期间淡妆上岗，可以提高自信，展示良好的精神风貌。在化妆时应掌握一定的技巧，做到自然、大方。

### 一、护士工作妆化妆方法

　　1. 洁面　包括面部、颈部、眼部、鼻部先用洁面乳，再用清水洗干净，涂柔肤水和保湿霜，防止皮肤干燥，增加皮肤和化妆品的亲和性。

　　2. 涂粉底　最好选用和肤色接近的粉底，要均匀，全面，包括颈部、耳后和前额。粉底可遮盖瑕疵，增加皮肤的细腻感。

　　3. 画眉　画眉之前先修眉，修出眉型，用眉笔或眉粉画眉，突出眉头、眉峰和眉尾，眉头要粗，眉尾要细。

　　4. 眼部修饰

　　画眼线　眼线选用防水笔芯，上眼线沿睫毛根部从内侧描画到外侧，下眼线从外侧画到中部，内眼角不画。重点晕染眼尾。

　　涂眼影　护士工作妆可选色彩柔和的眼影，用眼影刷或眼影棒蘸选好的眼影，沿睫毛的边缘，从眼尾向内侧方向重复涂抹。

染睫毛　先用睫毛夹夹卷睫毛，上眼睑睫毛从根部向梢部刷，下眼睑横向涂刷。

5. 涂腮红　可根据脸型确定，一般在颧骨或颧骨下向外方涂染。

6. 画唇　先勾出唇线，然后选择合适颜色的口红涂在唇线内，颜色要均匀。

7. 整体修饰　要注意发型、发饰、妆面和工作环境协调。

## 二、微笑训练

微笑是发自内心的，每个人的微笑是独特的。微笑训练的主要目的是训练你表现最佳的微笑，并掌握其感觉，以便日后运用。

1. 咬筷子法　对着镜子，用门牙轻轻地咬住筷子。嘴角对准筷子，两嘴角都要翘起，并注意两嘴角连线应与木筷子在同一水平线上。持续 10 秒钟。

2. "e" 字微笑练习法　对着镜子，反复练习发英文字母 "e" 音。

【学生展示】选择同学让其在一定时间内完成自己的护士妆，再加以点评，找出其优点加以鼓励，同时指出并纠正不足。展示微笑表情时，可组织两位同学一组，相互鼓励，相互纠正。

【评价要点】

1. 能力评价　评价是否学生基本掌握护士妆的化妆技巧，是否能在短时间内完成化妆的整个过程；是否掌握微笑的技巧，是否了解在合适的场合使用微笑。

2. 道德情感评价　是否了解护士工作妆的重要性；在工作期间微笑是否真诚、发自内心。

## 目标检测

### 一、填空题

1. 着装的原则有_____、_____、_____、_____。

2. 佩戴首饰的原则包括 _____、_____、_____、_____。

### 二、选择题

1. 化妆的原则不包括（　　）

　　A. 得体　　　　　　　　　B. 自然

　　C. 协调　　　　　　　　　D. 富有创意

2. 护理人员头发修饰正确的是（　　）

　　A. 可根据脸型选择合适的发型

　　B. 保持头发整洁

　　C. 在工作期间无需将长发盘起，只要方便操作即可

　　D. 发饰可根据自己喜好选择

3. 护理人员手部修饰不正确的是（　　）

　　A. 勤洗手，保持手部卫生　　　B. 指甲及时修剪

　　C. 可涂彩色指甲油　　　　　　D. 修剪指甲应避开公众场合

4. 下列哪项不符合护理人员在工作中的着装要求（ ）

    A. 工作时戴护士帽

    B. 在岗时佩戴工作牌

    C. 夏天穿裙子着护士服时，需要穿长裙

    D. 工作时穿平底、白色护士鞋

5. 在社交场合中，注视交往对象，要注意以下几方面，其中不包括（ ）

    A. 把握注视的时间

    B. 注意注视的部位

    C. 根据年龄来选择注视的时间和部位

    D. 合理注视的角度

## 三、简答题

1. 护理人员在工作中的仪容修饰有哪些要求？

2. 如何用护理人员服饰要求规范自己的着装？

3. 穿西装时的禁忌有哪些？

## 四、案例分析题

护士小李，内分泌科一护士，平时工作踏实，和同事及患者关系融洽。为巩固自己的知识经常学习到深夜。一天白班，由于前晚休息太晚，结果上班迟到，为赶时间，小李只是换好工作服没有将头发盘起，也没有换鞋子就直接去治疗室为患者加药。请问：小李的这种做法是否合适？为什么？

（马利文）

# 护士举止礼仪

1. 掌握护理人员基本举止礼仪要求。
2. 熟悉日常生活中的行为举止要求。
3. 了解不同手势的含义。
4. 能够运用所学的知识，规范自己的行为举止。

**【引导案例】**

外科病房刘护士长，工作热情、管理秩序井然，举止大方得体，多次得到护理部的表扬，尤其其举止被认为是全院护士学习的楷模。

那么护理人员在工作中的举止到底有哪些要求呢？

举止是指人们在日常活动或交往的过程中所表现的各种姿态。一个人的举止是否得体规范直接体现其内在的涵养素质。此外，日常社会交往过程中，行为举止不仅可以传递信息，表达情感，还可以反映人们的内心世界。

在社会交往中，尤其在正式的场合，人们的行为举止要符合既定的行为规范，要做到"站有站相，坐有坐相"，要文明、优雅、敬人，要体现出大方得体，尊重友善，不卑不亢。

护理人员肩负着救死扶伤，防病治病，全心全意为人民健康服务的重任。因此对护理人员的举止也有其特殊的要求，除了要在工作中认真负责外，还应具备训练有素的举止、得体的护士风度。这些都离不开护士举止礼仪的培训与修养。

## 第一节 基本举止

### 一、手姿

也称为手势，是人的手及手臂所做的动作，是人际交往中常用的非语言表达方式之一，也是常用的体态语。在人际交往中恰当的手势能有效地传递信息，表达情感，加强与对方的沟通。

**（一）基本手姿**

**1. 垂放**

两手可自然垂放于身体的两侧，也可两手相握于腹前。后者是女性站立时常用的姿势（图4－1）。

**2. 背手**

多用于站立行走时，两臂伸到背后，两手相握，同时挺胸抬头，一般用于男性，既可显示权威自信，又可镇定自己。

**3. 持物**

持物时可单手，也可双手，但都要做到自然、五指并拢，不可翘起无名指和小指，尤其在正式场合，以免显得忸怩做作。

**4. 鼓掌**

在一些社交场合，需要对他人表示鼓励、祝贺、支持时常要鼓掌，正确的作法是：右手掌心朝下，有节奏的拍击掌心向上的左手。但要注意避免"鼓倒掌"。

**5. 夸奖**

是用来对他人赞赏的手势，具体作法是伸出右手，翘起大拇指，指尖朝上，指腹面朝向被表扬者，其余手指并拢屈曲。在与他人交谈过程中，禁忌将右手拇指指尖朝下或拇指指向自己，表示对他人的藐视或自大。同时还应注意不可随便伸出手指指点他人，以免引起不满甚至误会。

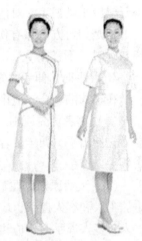

图4－1 护士手姿

**6. 指示**

是引导他人或指示方向的的手势。即以右手或左手抬高到一定高度，四指并拢，拇指自然张开，掌心朝上，以肘部为轴，朝所指方向伸出手臂。

**7. 拍肩**

一般只适用于长辈对晚辈或上级对下级之间，表示鼓励、支持；也可用于同辈之间，表示友情或恳请对方的帮忙；若是下级对上级或晚辈对长辈，则有失礼仪，男士对女士更不可用此手势。

手势使用不可太多，否则有装腔作势之感，尤其禁止在公共场合出现有失分寸的手势如双手乱动，玩弄头发等；同样掏耳朵、挖鼻孔等这些都不可取，否则会引起交往对象的反感。

**（二）握手**

握手是国际上通用的一种会面礼，也是日常生活中常用的礼节；常用来表示欢迎、祝贺、支持。在不同场合，还可以表达不同的意思，如鼓励、信任；握手是情感交流的有效方式。

**1. 握手的方式** 双方距离约为1m左右，站姿规范，上身微前倾；伸出右手，四指并拢，拇指张开；握对方手掌，持续的时间一般为1～3秒，上下稍晃动几次，力度适中；同时面带微笑，注视对方。握手的力度在不同的国家有不同的要求，因此应遵守其文化习惯。

在正式的社交场合，还应注意以下内容：

（1）握手的场合　在一切以自己为主人的场合，对来访者表示欢迎或欢送时，应主动握手，如在办公室，有到访者；在家里，有朋友探望；拜访他人之后，道别时应握手，表示自己的离别之意。

应邀参加应酬，如舞会、酒会后，应和主人握手；自己被介绍给不相识者，应与其握手；长时间未见面的熟人，见面后应握手；当向他人表示祝贺时，如升职，生子，乔迁时应主动握手。对他人表示安慰、理解、安慰时，应主动握手。

但是如对方手部有伤，或忙于他事时如打电话、或其他人交谈时，或与对方的距离较远时，不宜握手。

**2. 握手时，伸手的先后顺序**

在正式的场合，应由谁来先伸出手应遵循以下原则：

（1）尊者优先原则　交往过程中，两人握手时，应确定彼此的身份的尊卑，由位尊者先伸出手，如年长者和年轻者握手，应由年长者先伸出手；领导和下属握手，应由领导先伸手。

（2）灵活原则　在不同的场合有其具体的要求。男士与女士握手，女士主动伸出手。主人和客人握手，应是主人主动伸手；老师与学生握手，应是老师先伸手。如若一人与多人握手时，应讲究次序。由尊及卑，先长辈后辈；先上级后下级，先女士后男士，先老师后学生。在社交场合，地位高者、女士、年长者、主人在握手时享有主动权。

**3. 力度**

握手时，当向对方表示友好时，应稍微用力；与亲朋故友握手力度可稍大些，也可使用双手；但与初次相见及异性握手时，不可用力过猛。在与他人握手时，不可以毫不用力，显得没有诚意；也不可用力太大，会有挑衅之意。

**4. 时间**

一般情况下，握手时间不宜太长，不超过 3 秒钟。时间过短有应付之意，显得没有诚心；时间太长，尤其对方是女性，则有心怀不轨之嫌疑。

**5. 握手的禁忌**

（1）用左手握手　在任何场合都应用右手握手，如伸出左手，是非常失礼的。尤其与阿拉伯人握手，尤其要注意。

（2）戴手套握手　是非常不礼貌的，与他人握手前应脱下手套，但女士穿礼物时佩戴的手套与他人握手时可以的。与他人握手时不要戴墨镜，但有眼疾者可例外。

（3）仅握住对方的指尖　只握住对方的指尖，或递给对方指尖，象征性握手；感觉将对方拒于千里之外，同样是不礼貌的。

（4）交叉握手　当多人同时握手时，应遵循一定的顺序，切勿争先恐后；同时切忌交叉握手。这种方式在基督教信徒看来是非常不利的。

（5）与女性握手时，不可使用双手，否被认为是失礼的。

（6）不要以不洁的手与他人握手，同样患有皮肤传染病时，也不宜与他人握手；与他人握手后，也不宜立即洗手，仿佛要洗掉不洁之物；如果被对方注意到，会比较尴尬。

**（三）手势的不同含义**

**1. OK 手势**

该手势在不同的地方所表示的意思不完全相同，中国和世界很多地方表示：零或三；美国、英国表示：即赞同、了不起的意思；法国：零或没有；泰国：没问题、请便；日本、缅甸、韩国：金钱；印度：正确、不错；突尼斯：傻瓜。因此在使用该手势时一定要注意地点场合，避免产生误会。

> **知识链接**
>
> **握手的由来**
>
> 握手可以追溯到原始社会。人类为了生存，在战争和狩猎时，都要拿上如石块或棍棒等武器。在遇到陌生人时，如果双方都没有敌意，就要放下武器，摊开手掌，让对方来抚摸掌心，表示没有暗藏武器。这些习惯逐渐演变成今天的握手礼节。

**2. V 型手势**

世界上大多数地区：该手势表示二，在欧美国家用它表示胜利；据说是二战时期英国首相丘吉尔发明的。不过在表示胜利的时候，手掌一定要向外，如果手掌内向，就是贬低人、侮辱人的意思了。在希腊，做这一手势的时候，即使手心向外，但如果手臂伸直，也有对人不恭之嫌。

**3. 竖起大拇指**

该手势在中国表示：好、了不起，有赞赏、夸奖之意；在意大利表示：数字一；在希腊表示：拇指指尖向上表示"够了"，指尖向下表示"厌恶"、"坏蛋"；在美国、英国和澳大利亚等国表示：好、行、不错。

**4. 伸出食指**

该手势同样在不同的国家表达不同的意思，在中国、韩国、墨西哥等国家表示"一"或"一次"；在缅甸表示拜访；在新加坡表示重要；在澳大利亚表示"再来一杯啤酒"。

## 二、站姿

站姿，指站立时所体现的姿态，是最常用，最基本的姿势，也是保持其他良好姿势的基础。良好的站姿能给他人留下精力充沛，稳重大方的印象。

**（一）基本的站立姿势**

正确的站姿除能体现优雅的气质，也能够反映一个人的素质。正确站姿的基本要求如下：

（1）抬头、挺胸、下颌微收，双眼向前平视，动作自然平和。

（2）双肩放松，身体挺拔

（3）躯干挺直，重心在两脚之间，收腹，立腰。

（4）双腿直立，保持身体直立，膝部和脚跟要靠紧。

（5）双臂自然下垂，双手放在身体的两侧，或相握于腹前。

由于性别的差异，男女的站立的基本姿势不完全相同，对女性要求体现轻盈、优美，而对男性则要求稳健、有阳刚之气。

**（二）男士基本站姿**

男士在站立时，应身体直立，两眼平视，挺胸抬头，两肩放松，下颌微收，双手可自然垂放于身体的两侧；也可一手握另一手腕于腹前。两脚分开，与肩同宽；也可脚跟并拢，脚尖分开呈"Ｖ"型。

**（三）女士基本站姿**

女士站立时，应挺胸收腹，双目平视，双手可自然下垂，也可相握于腹前；双腿及双脚并拢，也可脚跟并拢，脚尖分开，两脚尖距离大约为一拳，呈"Ｖ"字型；也可一脚跟放于另一脚内侧中点，脚尖分开，呈"丁"字型。

在一些非正式或非重要场合，站立时间太长，可以略微调整一下姿势，可以将一只脚向前跨半步或向后退半步；身体的重心可轮流放在两脚上，可暂时缓解疲劳。但必须要适度，否则容易失礼与人。

**（四）不同场合的站姿**

在不同的场合，对站姿有其具体要求：

（1）在隆重、庄严的场合，如升国旗、接受奖励等，应采取基本的站姿，态度要认真，神情要严肃。

（2）在门口迎接或侍应会议等服务过程中，如果站立的时间较长，可两腿分开，但距离不应过宽。

（3）在主持文艺活动时，女性可用"丁"字型站姿，显得优雅自信。

**（五）避免不雅的站姿**

（1）站立时避免东倒西歪、自由散漫，歪头、斜肩；如两手放在裤袋里或交叉放于胸前，或斜倚他物或他人，这样会影响自己的形象。

（2）如站立时间较长，可用稍息姿势，但切忌分开腿可分开过大，女性尤其谨记；也不要无意识做一些小动作，如玩弄衣角，发辫，啃指甲，既不卫生，也显得不自信，而且有失庄重。

（3）站立时，双脚不要乱动，如用脚踢来踢去或用脚勾东西。

# 三、坐姿

坐姿是指在落座或坐定之后所体现的姿，无论是学习，还是参加会议或会客，坐姿是最常用的姿式。坐姿作为举止行为的一种表现方式，也有美与丑，雅与俗之分。良好的坐姿同样能体现出一个人的气质与修养。

坐姿包含两部分内容，即从走向座位到落座后整个过程的姿势和坐好后所采取的姿势，是一个连贯的过程。

**（一）坐姿的具体要求**

**1. 就座**

走向和离开座位是遵循左进左出的原则，即从座位的左侧走到座位前面，离开时也是从座位的左侧离开。就座时走到座位前面，自然转身，做好入座的准备，右脚向后退半步，靠近椅子边，轻稳地坐下。一般坐于椅子的前 1/2～2/3。

就座时应注意以下问题：

（1）顺序　与他人一起就坐，如果对方是长辈，领导或是年龄较大者，一定请对方先入座，表示对对方的尊重；客人先坐，主人后坐；女士先坐，男士后坐；如果是同事、朋友或年龄相仿者，也请对方先入座，表示礼貌。无论何时何地自己抢先入座是失礼的。

（2）方位　无论是从椅子的前面、后面或侧面入座或离开时都应遵循左进左出的原则，同时动作要轻稳，避免撞到桌子或椅子发出较大的声音。在正式场合尤其要注意。

（3）次序　中国是礼仪之邦，就餐、开会或在其他公共场合就坐时一定要注意位置的尊卑，应主动将尊位让给尊长。在公共场合就坐时，一定坐于可坐之处，如沙发、椅子、凳子上，避免坐在桌子或地板上。

（4）礼貌　落座后，如果周围是认识的人，要主动打招呼，即使不认识，也应点头示意，以示礼貌。

**2. 坐定**

落座坐稳后，躯干自然挺直，微微挺胸收腹，头正，表情自然随和，目光平视，两肩放松平正，两手可自然放于腿上或椅子的扶手上，掌心向下；要求躯干与大腿，大腿与小腿都是垂直的。男性两腿可稍分开，对女性而言，绝对不可将两腿分开，且两脚不可前伸。坐定后同样应注意以下问题：

（1）不要坐满　坐定后，不要坐在椅面的最后，特别是向别人请教、拜访时，一般只坐前 2/3，当然也不可坐得太少，自己坐着不舒服，别人看起来同样不舒服。

（2）手脚的位置　坐好后，手脚应放于合适的位置。对男性而言，两腿可分开，而女性两腿需并拢，两手可自然放于腿上或椅子的扶手上；在正式的场合，一般不可翘"二郎腿"，否则容易给对方留下不雅的印象。

离座时，右腿后收半步轻缓起立，动作应柔和轻稳，避免发出较大的声响。

**（二）禁忌坐姿**

（1）无论何时，坐好后切忌两腿分开，尤其对女性要特别注意。

（2）当两腿交叠而坐时，悬空的脚脚尖应朝下，忌脚尖朝上，并不时抖动，显得没有教养。

（3）坐在椅子上时，忌将脚放在扶手上，或放在前面的茶几上；或在电影院等类似的公共场合，将脚放在前排座位的椅背上，这些都是极为不雅的行为。

## 四、行姿

行姿是指走路过程中体现出的姿势或步态。良好的行姿能体现风度、活力和一个人的动态之美。

**（一）基本行姿**

**1. 具体要求**

基本行姿是以良好的站姿为基础的。上身保持直立，挺胸收腹，腰背正直，两臂自然前后摆动，摆幅约30°，掌心朝向体侧，重心的位置落在前脚掌，并不断交替，膝盖伸直，脚尖向正前方，两脚踩在一直线上。

**2. 行姿的要点**

步态轻：步态要轻柔，抬脚、落脚的动作要轻，尽量做到柔步无声，抬脚的高度适当，但不要鬼鬼祟祟，蹑手蹑脚。行走时动作要稳，躯干、手臂和两腿配合要协调，避免出现东倒西歪的现象，否则会影响个人的形象。

步线直：行走时两脚交替踩在一直线上，避免出现两脚踩在两条线上，或出现八字步。

步幅匀：步幅的要均匀，前后两脚的距离大约是一脚的长度，不宜太大也不宜太小，整个行走过程步幅尽量保持一致，有一定的节奏。

**（二）行走过程中的基本要求**

**1. 符合规范**

在行走过程中，对个人的不文明行为应当给予约束，不随手丢弃垃圾，应主动将其丢到垃圾筒，不随地吐痰；遵守交通规则，不抢道占道；不损坏公物。

**2. 相互礼让**

在行走时，如遇路面较窄时，应主动礼让。年轻者应主动请长辈先行；健康者给残疾者让路；遇到小孩及行走困难者，也应礼让。因拥挤碰到他人时，应主动道歉。别人碰到自己时，应表示宽容，不应斤斤计较。

**3. 距离适当**

在公共场合中，与他人一起行走时，注意保持适当的距离。距离可以反应出人与人之间的关系，因此，可以将人际间的距离分为以下几种情况：

（1）亲密距离　指0～0.46m，也称私人距离，一般用于关系亲密的人之间，如父母和儿女，恋人之间，关系密切的同事及熟人之间。如与关系一般，尤其是异性之间，避免采用，以免产生误会，或者会令人产生不安全感。

（2）社交距离　指0.46～1.2m之间，用于社交场合，参加各种应酬，是使用频率较高的人际距离。如参加宴会，酒会时，和他人一起交谈时常用此距离。

（3）礼仪距离　指1.2～3.5m之间，主要用于对交往对象的尊重、敬仰，也可用于参加庆典活动时，交往对象之间并不熟悉。

（4）公众距离　指人际间的距离超过3.5m，用于和不认识的人相处时，一般采用公众距离。

**（三）不同场合中的行走规范**

**1. 上下楼梯**

上下楼梯应单行行走，不应多人并排，这样会影响别人；一般靠右侧行走，方便有急事的人从左侧快速通过；在楼梯上行走时，不应交谈，以免分散注意力而影响安全；不应在楼梯转角处逗留谈话，同样会妨碍别人通过。不应在楼梯上嬉戏打闹，这样会应影响他人，甚至会有安全隐患。此外，不管事情多急，为保证自己和他人的安全，都不可在楼梯上奔跑，也不可顺着楼梯扶手向下滑行。

**2. 使用电梯**

使用电梯时，首先要注意安全，当电梯门关闭时，要注意安全，不要强行挤入，当电梯超载时，也不宜强行乘坐；其次要注意进出电梯的顺序，乘坐电梯时，要讲究次序，一般与不熟识的人乘坐电梯时，出入时应讲究先来后到；与熟识的人一块乘坐电梯时，如有电梯管理员应是后进后出，如是无人管理的电梯时，应是先进先出，方便控制电梯。

**3. 遵守秩序**

如有多人通过较窄的通道时，要自觉排队；不应起哄、加塞；同时也应遵守先来后到的原则，按次序依次行走；还要保持适当的距离，如相互之间的距离人近，会产生不安全感。

**4. 引导步**

指在前面给宾客带路时的步态。一般走在宾客的左侧前方，，身体半转朝向宾客，上下楼梯或转弯时应伸手示意，并提示上楼，下楼或转弯等。

**5. 后退步**

与别人告别离开时，应先向后退两三步，再转身离开。后退时，步幅要小，脚轻擦地面。

**6. 散步**

是一种休闲方式，不受时间、地点和速度的限制。但应避免选择在拥挤的街道，这样会不协调甚至会妨碍别人。

**（四）穿不同鞋子的走姿**

**1. 平底鞋**

穿平底鞋时，走路的姿势相对要随意些，一般脚跟先着地，步幅要均匀。

**2. 高跟鞋**

穿高跟鞋走路时，重心会前移，因此要保持身体的平衡，膝关节要伸直，并且要求挺胸，抬头。

**（五）禁忌不雅的行姿**

（1）在行进过程中，要避免出现一些不雅的姿态，如行走时步态应轻稳，避免发出过大的声音，以免妨碍或惊吓他人，给他人留下不良的印象。

（2）八字步态，无论是内八字或外八字步都不雅观；双脚应走在一直线上。

（3）在行走时，不要左顾右盼，东张西望，尤其不要回头长时间注视他人，尤其对方是女性；还应注意避免身体左右摇晃；双肩要平稳。

（4）多人一起行走时，避免成一横行，这样会影响他人通过。

## 五、蹲姿

蹲姿，是指在某种情况下（如要捡起落在地面上的物品）采取的短暂性的姿势。在公共场合，如要捡起遗落在地上的物品、帮助他人为保持姿态的优雅，常采用下蹲的姿势，尤其是女性穿裙子时。

### （一）基本蹲姿

**1. 基本要求**

在站姿的基础上，右脚后退半步与左脚呈"丁"形，两腿靠紧，重心落在两脚之间。理顺裙摆下蹲，左脚掌全部落地，右脚脚尖着地，降低身体重心，上半身稍前倾捡起物品。

### （二）常见蹲姿

**1. 高低式**

这种蹲姿主要表现为两膝一高一低，两脚不靠在一起，左脚在前，右脚在后。左脚完全着地，小腿和地面垂直，右脚只有脚掌着地。右膝低于左膝可靠于左侧小腿的内侧，臀部向下。上身稍向前倾。男性用此种姿势更为方便。

**2. 交叉式**

这种姿势对女性更为适用，尤其是穿短裙时，特点是下蹲后两腿交叉，具体要求是右脚在前，左脚在后，下蹲，两腿可交叉，右侧小腿与地面完全垂直；右脚完全着地，左脚脚掌着地，脚跟抬起；左膝从后方伸向右侧；上身略前倾，臀部向下。

### （三）禁忌不雅的蹲姿

下蹲时不要面对他人，以免妨碍他人；不要背对他人，这样做他人不够尊重；忌双腿叉开，不够文雅。

---

**知识链接**

#### 鞠躬礼

鞠躬礼起源于中国，商代有一种祭天仪式为"鞠祭"，将祭品牛、羊整体弯卷成圆的形状，摆到祭处祭拜，以此表示虔诚与恭敬。在现代社会，用鞠躬这种形式表示对对方的尊敬。鞠躬本意是弯身行礼，是中国、日本、韩国等国家的传统的一种礼节。现在的日本，鞠躬礼是最讲究的，因此在与日本人交往时懂得这一礼节。对日本人来说，鞠躬的程度不同表达的意思不同，如：弯腰15°左右表示致谢；弯身30°左右，表示诚恳和歉意；弯90°左右，表示忏悔和谢罪。

---

# 第二节　护理工作中常见的体态礼仪

举止礼仪是人们在日常生活中所应遵循的行为规范和要求。护理人员在工作中所应遵循的礼仪规范必须体现以病人为中心，主要指在护理工作中为病人进行护理服务时应遵循的行为姿态。护理人员在工作中常见的姿态礼仪包括：站姿、坐姿、行姿、蹲姿、持病历夹、端治疗盘等。

## 基本要求

### （一）站姿

护理人员站姿的基本要求是：头正颈直，双眼平视，两肩外展，双臂自然下垂，挺胸收腹，两手交叉相握于腹部，两脚可平行或呈"V"型或"丁"字型。男性护理工作人员两脚可平行分开，但距离不超过肩宽，右手握住左手腕上方，自然贴于腹部。工作中的站姿力求自然，做到节力又大方（图4-1）。

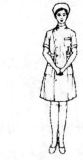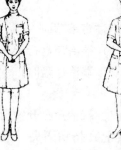

### （二）坐姿

在工作中基本的坐姿要求是：落座时右脚后撤半步，双手放于腰后理平工作服，轻坐于椅面上，大约占椅面的1/2～2/3，上身直立，双手相握于腹前，两膝并拢，两脚紧靠（图4-2）。

图4-1　护士站姿

在不同的工作环境中，还可采用不同的姿势，如双腿斜放式，双腿交叉式，双脚内收式。

### （三）行姿

行姿在站姿的基础上，首先精神饱满，头正颈直，两眼平视，挺胸收腹，足尖向前，柔步无声，两脚踩在一直线上，步幅均匀。

特别强调的是在病房里为病人提供护理服务时切忌奔跑，遇到情况紧急抢救病人时应加快步速，步伐应轻盈快捷，做到忙而不乱，以免增加病人的心理负担。

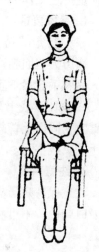

### （四）蹲姿

下蹲时遵循左脚在前右脚在后的原则。两脚靠拢，拾物时，右脚后退半步，上身挺直前倾，头稍低，向下理顺工作服屈膝下蹲，臀部向下，拾物。

### （五）推治疗车

推治疗车是在站姿和行姿的基础上进行的，保持车速适中，运行安全平稳。

图4-2　基本坐姿

**1. 基本要求**

护理人员双手治疗车两侧，用力均匀，把握方向，躯干略前倾，抬头挺胸，步速平衡，停放平稳。

**2. 注意事项**

（1）注意礼貌　推车在病区走廊和病人相遇时，应先将治疗车停靠于右侧，请病人先行。

（2）忌用车撞门　推治疗车进出房间时，不要用车撞门，进入病房时，先打开门，再推治疗车；离开病室时，同样先打开房门，关好，再推车离开。

（3）避免声音过大　为保持病房的安静，治疗车的车轮应定时滴注润滑油，避免发出太大的声音，影响患者的休息。

### （六）端治疗盘

端治疗盘同样是护理工作中常见的姿势，要求平稳，节力，美观。

**1. 基本要求**　在基本的站姿或行姿的基础上，上臂靠近躯干，肘关节屈曲成90°，四指与大拇指分开并分别托于盘底和盘侧，四指自然分开。治疗盘和身体保持一定距离。

**2. 注意事项**

（1）端治疗盘行走遇到病人时，应向侧方让开一步，请病人先行。

（2）端治疗盘时，手指不可深入治疗盘内，治疗盘也需保持平稳，不可触及工作服。

（3）端治疗盘开关门时，可用肩或肘关节协助，切不可用脚踢门。

**（七）持病历夹**

病历是重要的医疗文件，护理人员和病历接触较为密切。正确的持夹方法不仅能够体现护理工作的严谨，也能体现护理人员的素质。

**1. 基本要求**

（1）行走时持病历夹的方法　肩部放松，上臂靠近躯干，病历夹正面朝内，一手握住病历夹的前中部，前部略上抬。另一手自然下垂（图4-3）。

（2）阅读或书写时持病历夹的方法　将病历夹放于一侧前臂上，同侧上臂靠近躯干，同时手握住病历夹的前部，另一手翻页或书写。

**2. 注意事项**

注意保持病历夹内的资料完整、清洁，放置有序，用完后及时归位，不可随意放置。

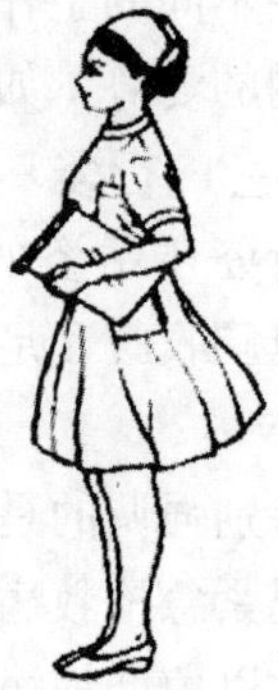

图4-3　持病历夹行走

## 实训三　护士形体训练

**【目的】**

1. 掌握护理人员在工作时的基本举止要求。

2. 熟悉在日常生活中的举止要求。

3. 能够用护理人员的举止要求规范自己在工作中的行为，有助于建立良好的护患关系。

**【学时】** 2学时。

**【准备】**

环境准备：形体训练室。

用物准备：椅子、治疗车、病历夹。

学生准备：衣帽整洁，头发应符合要求。

**【过程】**护士在工作中若举止得当，可以增强服务对象对其的信任感，维持良好的关系。因此在工作中应加强举止的训练。

1. 站姿训练

靠墙训练：背靠墙训练，使枕部、肩部、臀部、小腿、足跟紧贴墙壁。

背靠背训练：两人一组，背靠背站立，双方的枕部、肩部、臀部、小腿、足跟紧贴，为加强训练效果，可在肩部、小腿处各放一张纸片，在练习过程中，夹紧纸片，不能让纸片掉下来。

2. 坐姿训练　首先遵循左进左出的原则，从座位的左侧走到椅子前面，然后右脚后退半步，轻稳就坐于椅面的前 1/2～2/3。落座后，女士上半身保持直立，两腿并拢端坐，双手轻握置于一侧大腿上。男士入座后，两腿可分开，但不可超过肩宽。离座起立时，上半身直立站起，收右腿，从左侧离开。

3. 行姿训练　行走时，抬头挺胸，双眼平视，头部端正，挺胸收腹，身体重心落于两脚之间。在行进中，重心交替落于两脚。自始至终，两脚行走的轨迹大致呈一直线。行进中，脚尖始终向前，不要向内或向外。步幅适中，两臂自然摆动。

4. 蹲姿训练　在站姿基础上，右脚后退半步与左脚呈"丁"型，重心落在两脚之间，上半身保持直立，着裙装应理顺裙摆；下蹲时，两腿紧靠，左脚完全掌着地，右脚跟提起，屈膝，降低身体重心，低头拾取物品。之后，起立，挺胸收腹，调整重心。

【学生展示】经过一段时间训练后，可选择学生进行各种姿势的展示，在此过程，指出其不足指出加以纠正或加强训练。

【评价要点】

1. 能力评价　是否掌握护士基本举止的要求；基本举止应用是否规范

2. 道德情感评价　是否从内心理解规范基本举止的作用，以便建立良好的护患关系，促进护理工作的顺利进行。

目标检测

一、填空题

1. 基本坐姿要求包括：走向或离开座椅时遵循_____的原则、坐于椅面的_____。

2. 握手时，伸手的正确顺序为：年长者和年轻者握手应由_____先伸出手；男士和女士握手应由_____先伸出手；领导和下属握手应由_____先伸出手。

二、选择题

1. 和他人一起就坐时，正确的做法是（　　）

　　A. 主人先坐，客人后坐

　　B. 男士先坐，女士后坐

　　C. 晚辈先坐，长辈后坐

　　D. 无论何时，都不要抢先入座

2. 握手时，不正确的做法是（　　）

A．用右手握手

B．和多人一起握手时，应遵循尊者优先原则

C．握手时为表示诚意，一定要用力

D．在某些场合，女士和他人握手，可以戴手套

3．社交场合中基本的站姿要求不包括（　　　）

A．躯干挺直，抬头、挺胸

B．下颌上抬，两肩自然放松

C．双臂自然下垂，双手可放在身体的两侧

D．双眼平视，表情自然

4．行姿的基本要求不包括（　　　）

A．不抢道占道

B．如遇路面较窄，应主动为年长者让路

C．和他人一起行走，可保持适当距离

D．当别你人碰撞自己时，应要求其向自己道歉

5．护理人员在工作过程中，符合行为规范的是（　　　）

A．推治疗车时通过病区走廊时应主动礼让病人

B．抢救患者时，为节省时间，可快跑进出病房

C．双手端治疗盘时，进出病房时，可用脚协助开关房门

D．捡起遗落在地面的物品时，为防止出现腰部损伤，可直接弯腰捡起即可

## 三、简答题

1．护理人员基本行为礼仪包括哪些内容？

2．与他人握手时应遵循哪些原则？

3．护理人员在工作时如何做到举止规范？

## 四、案例分析题

骨外科病房护士小张，今天上白班，主要的工作是为病区的患者静脉输液和更换液体。由于输液的患者较多，为减少走动的次数、节约时间；她一手推着治疗车，另一手托着治疗盘，快速大步进入病室，期间要求患者的家属打开病房门，进入病房后，用脚协助关上病房门，如此很快就将所有患者的液体输上，动作干净利落，受到患者及其家属的好评。如果你是该病区的护士长，你觉得小张的做法合适吗？该如何引导？

（马利文）

# 第五章

# 护士言谈礼仪

## 学习目标

1. 掌握学习使用礼貌语；护患交流的技巧；护理操作中情景语言的应用。
2. 熟悉言谈话题的选择；护患交流的禁忌。
3. 了解言谈的基本特征；言谈的方式。

**【引导案例】**

某医院一患者需要做 B 超和 X 线钡餐，护士告知患者：明天早晨空腹，到 B 超室和 X 线室做检查，患者表示理解。第二天患者先做了 X 线钡餐，然后到 B 超，做 B 超的医生说："刚做过钡餐检查，暂不能做 B 超。"患者因未能及时做检查，认为是护士没有交代清楚，延迟了检查，从而引起护患纠纷。

请问：

（1）这个案例反映了什么问题？

（2）在临床工作中，应当怎么才能避免此类纠纷的发生？如果你是案例中的护士，你会如何告知患者？

言谈包括语言和谈吐，是人们在一定语境中以口头形式运用语言来达到交流目的的一种活动。言谈礼仪是人们在进行交谈时应具备的基本礼仪规范，其目的是通过传递尊重、友好、平等的信息，使人际关系在相互理解协调的过程中不断发展。由于护理职业的特殊性，护士的言谈既可以"治病"，也可以"致病"，同时也是护士知识、阅历、才智、修养和应变能力的综合体现。因此护士应当掌握言谈这一基本工作技巧，遵循相应的言谈礼仪，以体现良好的职业素质，提高护理服务质量。

## 第一节　言谈的基本礼仪

**［案例］**

一日王先生请客，约定的时间到了，还有一大半的客人没来。他心里很着急，便说："怎么搞的，该来的客人还不来？"到场的四位客人听到了，有两位心想："该来的

55

没来,那我们是不该来的喽。"于是悄悄地走了。王先生一看已经到的走掉了,越发着急了地说:"怎么这些不该走的客人,反倒走了呢?"剩下的一位客人一听,心想"不该走的走了,那我是该走的了!"于是也走了。最后只剩下一个跟王先生关系较近的朋友,看了这种尴尬的场面,就劝他说:"你说话前应该先考虑一下,否则说错了,就不容易收回来了。"王先生大叫冤枉,急忙解释说"我并不是叫他们走哇!"朋友听了大为光火,说:"不是叫他们走,那就是叫我走了。"说完,头也不回地离开了。

请问:

(1) 在这个故事中,王先生的问题出在哪里?王先生该怎么做才能避免这类问题的发生?

(2) 在现实生活中我们应如何避免出现类似的问题?

列宁说过语言是人类最重要的交流工具。人们利用语言这个人类所专有的交流工具来传递信息、交流思想、协调关系,但正如孔子所说:"言之无文,行而不远。"为了帮助我们成为一名有文化、有知识、有教养的现代人,语言的应用必须要符合一定的礼仪规范。因此为了取得预期的言谈效果,一定要先了解言谈的基本特征,自觉遵循言谈中的基本礼仪。

## 一、言谈的基本特征

言谈是人们交流思想的工具,它能最有效地表情达意、传递信息。因此学习了解言谈的基本特征就显得至关重要。言谈的特征较多,总而言之具有五个主要的特征:

### (一) 内容丰富

言谈内容丰富多彩,形式多样。在与人言谈过程中,可以围绕一个或多个话题,也可以随心所欲地自由发挥,但应做到形散而神不散,进而使交谈成功。

### (二) 积极沟通

言谈过程可以双向交流,也可以多向交流,但它要求交流各方积极参与,适时发言,不能只是光听不说或是光说不听,这样就会成为"一言党",不利于彼此交流。

### (三) 求同存异

在交谈中,一定要考虑对方的感受,要有豁达的气度,不仅自己积极发言,也要引导对方发言,要彼此适应,求同存异,使交谈气氛平等融洽。

### (四) 灵活多变

言谈时间在实际谈话中可长可短,灵活多变。所以要求参与者合理安排时间、现场发挥、见机行事、反应敏捷。

### (五) 真实自然

交谈应当言之有物,表达应当合乎情理。但是,它还必须言之有据,而且表现自然,不能为了单方面追求效果而言而无信、巧言令色、虚情假意、过度做作。

## 二、言谈中的基本礼仪

言谈中的基本礼仪主要在语言、话题和方式三个方面,对言谈涉及一系列具体的要求。

### （一）言谈中的语言

语言是信息沟通的桥梁，是思想感情交流的渠道，交谈双方理应高度重视、仔细斟酌推敲。在语言方面力求做到文明、礼貌、准确。这不仅是言谈礼仪的最基本要求，也是社会主义精神文明建设的重要内容。

**1. 使用文明礼貌的语言**

在言谈中，一定要使用文明得体、礼貌谦和的语言，诸如粗话、脏话、气话等语言绝对不宜使用，这不仅是尊重他人的具体表现，也是建立友好关系的基础。我们要尽量使用礼貌用语，从而赢得他人的好感、信任和体谅。礼貌用语，简称礼貌语，是礼貌待人的专用语（图5-1）。经常使用的礼貌用语具体如下：

（1）问候语　"您好"、"早上好"、"下午好"、"晚上好"、"晚安"等。

（2）见面语　"初次见面，请多关照"、"很高兴认识您"、"久仰大名，认识您是我的荣幸"等。

（3）请托语　"请"、"劳驾"、"拜托"、"请鼎力相助"、"请关照"等。

（4）致谢语　"谢谢"、"麻烦您了"、"难为您了"、"劳您费心了"、"十分感谢"、"承蒙关照"、"拜托"等。

（5）安慰语　"不要着急，请稍等"、"您别担心"、"您多保重"、"请节哀顺变，保重身体要紧"等。

（6）询问语　"我能为您效劳吗"、"您喜欢吗"、"您还有什么事吗"、"您不介意的话，我可以……吗"、"我可以进来吗"、"您需要……吗"等。

（7）祝福语　"恭喜恭喜"、"祝贺您取得成功"、"祝您节日快乐"、"生日快乐、心想事成"；"祝您好运"、"祝您健康"等。

（8）迎送语　表示欢迎用"欢迎光临"、"欢迎下榻"、"欢迎来访"、"欢迎各位莅临指导工作"等。向别人告别时用"再见"、"祝您一路平安"、"欢迎再次光临"、"希望以后多联系"、"后会有期"等。

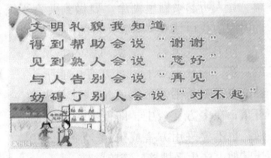

图5-1　文明礼貌

（9）致歉语　表示歉意用"让您久等了"、"让您受累了"、"请原谅"、"失敬"、"实在对不起"、"请原谅"、"打扰您了"、"失礼了"等。

（10）赞美语　"很好"、"好极了"、"太美了"、"真了不起"、"太出色了"等。

（11）婉言推托语　"很遗憾不能帮你的忙"、"承你的好意，但我还有许多工作"等。

> **知识链接**
>
> 在交际中，人们使用礼貌用语通常要做到"四有四避"，即有分寸、有礼节、有教养、有学识；要避隐私、避浅薄、避粗鄙、避忌讳。

（12）其他　如把听不见的人称为"失聪"，腿脚残疾称为"行动不便"，对"不满"称为"遗憾",讳言死亡而改称为"逝世"、"仙逝"、"离世"、"谢世"等。在西方,对男子不管其结婚与否都称为"先生";对已婚女性称为"夫人;未婚女子称"小姐"。在外交场合,将女性称为"女士",以示对女性的尊重。

总之,对于文明语言的应用应当恰到好处,因人而异、因事制宜地运用,才能使我们的言谈"锦上添花",真正发挥言谈礼仪的作用。

**2. 使用准确的语言**

在言谈中,使用的语言必须规范准确,否则不利于言谈双方彼此间的交流。要保证语言的准确,必须要做到:

(1)发音标准 在交谈中,要求发音标准,不能读错音、念错字,以免引起误会,产生歧义。发音要清晰,让人听得清清楚楚,而不是口齿不清、含含糊糊。同时,音量也要适中,使人听后感到柔和悦耳,因为声音过大使人误为训斥,过小则让人听来费劲,都有失礼数。

(2)语速适度 语速即讲话的速度,在讲话时,语速要保持匀速、快慢适中,以保证对方能清晰明白地听清要表达的语意。在交谈中,语速过快、过慢或忽快忽慢,都会影响表达的效果。

(3)语气谦和 在言谈中一定要平等待人,说话的语气亲切谦和、平易近人、不要端架子、摆派头、以大欺小、以上压下、牛气十足、官气十足地随便教训他人、指责别人。

(4)语法规范 语言要符合语法要求,不能任意省略颠倒,要特别注意语法的系统性和逻辑性,避免使用容易混淆、模棱两可或产生歧义的词语,以免产生误会。

(5)内容简明 在交谈中,应力求简单明白,少讲废话,不要没话找话,废话连篇,让人听起来糊里糊涂。要做到要言不繁,简洁明快、生动形象,能让对方在有限的时间内获得并掌握理解大量的信息。

(6)少用方言 交谈对象若非家人或乡亲,最好不要采用对方有可能听不懂的方言或土话,否则就是对对方的不尊重,在多方交谈中,即便有一个人听懂,也不要采用方言或土话交谈,以免让其他人产生受排挤、冷落之感。

> **知识链接**
>
> 村长在村民会议上说:"兔子们,虾米们,咸菜太贵,不要酱瓜,要猪蹄。"把他的方言译成普通话是:同志们,乡亲们,现在开会,不要讲话,要注意。

(7)慎讲外语 在普通交谈中,若无外宾在场,则最好慎讲外语,应当讲中文,讲普通话,使在场的每个人都能听明白。与国人交谈时没必要时使用外语,非但不能证明自己水平高,反而有卖弄之嫌,同时也是对他人的不礼貌。

**(二)言谈中的话题**

言谈中的话题,指的是交谈的中心内容。谈话时,话题内容是否恰当,是关系交流成败的决定性因素。恰当的话题会给人启迪和教育,错误的话题则会使人觉得无聊,甚至反感。因此,在选择话题时,要根据谈话对象选择恰当的谈话内容。

### （一）适合选择的话题

**1. 约定的话题**

约定的话题即交谈双方已经约定、事前有所准备的话题，或其中一方早已准备好的话题等。例如征询意见、传递信息、商讨问题、研究工作等，往往都属于内容既定的交谈话题；这类话题多属于正式场合的交谈，要求严肃、正规。

> **知识链接**
>
> 有效的沟通取决于沟通者对议题的充分掌握，而非措辞的甜美。——葛洛夫

**2. 高雅的话题**

高雅的话题主要是指内容文明、格调高尚、优雅脱俗的话题。例如文学、艺术、哲学、历史、地理、建筑等都是高雅话题。它适用于各类交谈之中，但最好面对知音，以免话不投机，产生"对牛弹琴"之感。

**3. 轻松的话题**

轻松的话题是指令人轻松、身心愉快、不嫌厌烦的话题。例如休闲娱乐、流行时装、电影电视、文艺演出、旅游观光、名胜古迹、风土人情、风味小吃、天气状况、名人轶事等等。这类话题适合闲谈等非正式场合，允许各抒己见、随意发挥，但同样要因人、因事选好话题才能产生言逢知己、相见恨晚的效果。

**4. 时尚的话题**

时尚的话题是指以当前正在流行的人物、事件、现象等作为谈话的内容，如当前的国内外形势、天时地理、热门现象等等。这类时髦的话题适合各种场合，但要把握好时事的变化，以免言过其"时"。

**5. 擅长的话题**

擅长的话题是指交谈双方，尤其是交谈对象有研究、有兴趣的话题。选择自己所擅长的内容，就会在交谈中得心应手，使对方觉得自己谈吐不凡。选择对方所擅长的内容，不仅可以调动对方交谈的积极性，也可以向对方表达谦恭和善之意。

**6. 对方感兴趣的话题**

由于每个人的兴趣爱好各不相同，交谈时应根据个人的兴趣爱好有所选择，不要一成不变地反复谈一个话题。这不仅可以提高对方谈话的兴趣，也可以缩短彼此间的心理距离，从而赢得对方的好感。

### （二）忌谈的话题

**1. 涉及个人隐私的话题**

个人隐私是指个人生活中不愿为他人公开或知悉的秘密。如有关对方年龄、收入、婚恋、家庭、健康等，如非特殊职业由于工作需要必须了解的相关情况外，一般情况下都不应涉及他人隐私。即使特殊人员，除工作所需了解情况后也不能将他人隐私作为茶余饭后的谈料。

**2. 捉弄对方的话题**

俗话说："伤人之言，重于刀枪剑戟"。在交谈中，以捉弄人的话题展开交

> **知识链接**
>
> 如果你要使别人喜欢你，如果你想他人对你产生兴趣，你注意的一点是：谈论别人感兴趣的事情。——戴尔·卡耐基

谈，不仅失礼，还会损害双方关系，影响正常的人际交往。那种搞恶作剧或以捉弄他人来取乐，对交谈对象尖酸刻薄，成心要让对方出丑，或让对方下不了台的行为都是缺乏教养的表现。

### 3. 非议他人的话题

有人喜欢在交谈之中传播谣言，混淆是非，无中生有，造谣生事，议论其他不在场的人士，这种行为是非常失礼的，这不仅说明自己待人不诚恳，还证明自己少调失教，是一个拨弄是非之人。因为人们都知道"来说是非者，必是是非人"。

### 4. 令人反感的话题

交谈中应避免谈论一些令交谈对象感到伤感、不快、倾向错误、对方不感兴趣的话题等，如违背社会公德、生活腐化、言论反动、政治错误、违法乱纪之类的话题，都属令人反感的话题，不宜作为言谈交流的话题。

### （三）言谈的方式

在进行交谈的过程中，还要必须注意言谈的方式，这也可以运用一些技巧来帮助我们取得更好的言谈效果。

### 1. 双向共感

社交礼仪规定，在交谈过程中应遵循双向共感的规则。双向是要求在交谈中要注意双向交流，尽量围绕交谈对象展开交谈，不能忽略对方的存在；共感指谈论的内容是彼此都感兴趣的，大家都能愉快接受、积极参与且容易产生共鸣的内容。遵守这条规则，是交谈取得成功的关键。语言交谈是一种双向活动。倾听者则不仅要认真听，更不能贸然打断，还需要适时应答，使交谈双方形成语言的双向沟通，这样既增加了信息量，又促进了双方共识。

### 2. 神态专注

神态专注的交谈体现在表情、举止等方面。

（1）目光专注　与人交谈时应目视注视对方或凝神思考，和谐地与交谈进程配合。倾听时要全神贯注，不要走神。如果是多人交谈，就应该不时地用目光与众人交流，表示自己尊重对方、平等待人的态度。

（2）注意动作　交谈时发言者可用适当的手势补充说明所讲述的内容。倾听者则可以微笑、点头等动作表示支持和肯定，不能在谈话时左顾右盼，或双手置于脑后，或高架起"二郎腿"，甚至剪指甲、挖耳朵等。

（3）及时反馈　在交谈的过程中应对对方的发言给予恰当的反馈和回应，倾听时应适时点头或应答，如"哦"、"是的"、"我知道了"、"您说得很有道理"等，以表示自己正在认真倾听。

### 3. 言辞委婉

委婉是运用含蓄的语言表达本意的一种方法，可以让对方在接受不同意见时仍感到自己是受尊重的。交谈中的言辞应力求含蓄委婉、善解人意、留有余地。在交谈中，运用委婉语可采用以下三种方式。

（1）语气婉转　例如巡视病房时发现患者的床下堆放的东西过多，护士说"对不起，您能帮我们把床下腾出一些地方吗？"这比直接说"把床下的东西收起来！"要婉转客气，使人感到说话语气温和，更易于接受。

（2）间接提示　例如当他人有事相求而又不便直截了当地拒绝时，可以说："很抱歉，这件事目前恐怕很难办到。"或"让我先试试，但成功的希望很小"委婉地表示拒绝。

（3）转移话题　例如朋友问"周末我们去看电影，好吗？"你若是不想去可以这样说："要不我们一起去图书馆看书吧。"

委婉还有其他的一些表达方式，但无论用哪种方法，都应当通过一定的言辞把话说得较为文明礼貌、得体优雅，使对方感受到你的尊重，这样不仅接受了不同意见，也不让对方尴尬难堪。

**4. 礼让对方**

在交谈中务必要以对方为中心，处处礼让对方，尽量让对方先讲，把说话的时间留给对方，让对方感受到对他的尊重。要避免出现以下五种失礼的情况。

（1）不要唱"独角戏"　交谈时要注意设法使在座的每一个人都有机会参与谈话，不要一人独白，侃侃而谈，只管自己说得高兴，而让他人没有张嘴的机会。交谈中最忌讳的就是一方滔滔不绝地高谈阔论，一味地说教，借题发挥地炫耀自己。

（2）不要破坏气氛　不允许在交谈中从头到尾保持沉默，惜字如金，使交谈出现冷场，破坏和睦气氛。不管对方所谈话题自己是否有兴趣，都应热情投入，积极合作。一旦交谈中因一些特殊原因导致冷场，也不能"闭嘴"不理，而应努力"救场"。可以转移话题，引出一些新话题，使交谈得以继续。

（3）不要随意插话　为了表达对他人的尊重，不要随意打断他人交谈，或是突如其来、不经允许地去插话。这样不仅扰乱了对方的思路，破坏了交谈的氛围，还会让人对你产生一种自以为是、喧宾夺主之感。如果确实需要发表自己的看法时，应该等对方把话讲完，或是在得到对方同意后再说。在他人交谈时插话次数不宜多，时间也不宜过长，特别对陌生人的交谈则绝对不允许打断或插话。

（4）不要与人抬杠　抬杠是指存心的找茬，无谓地争辩。在交谈中，应允许各抒己见，言论自由，意在集思广益，活跃气氛，取长补短。而一味地固执己见、强词夺理，无理还辩三分，得理不让人，非要和对方争个面红耳赤，你死我活，这不仅大伤和气，还违背了交谈主旨。

（5）不要否定他人　社交礼仪中有一条重要的原则，叫做"不得纠正"。是指对交谈对象的言行举止，应当求同存异，如不触犯法律，不违反道德，不辱没国格人格，不涉及生命安全等，一般没必要判断是非曲直，更没必要当面加以否定。所以交谈中要善于聆听他人的发言，若对方所讲内容无关大是大非，一般不要当面否定，让对方下不了台。

**5. 适可而止**

交谈也有时间的限制，需要见好就收。一般而言，普通场合的小规模交谈，以半小时结束为宜，最长不要超过 1 小时。每个人的发言每次在 3 分钟内为宜，最长不超过 5 分钟。交谈适可而止，主要有四点好处：①可以节省时间，提高谈话效率。②可以让每名参与者都有发言机会，以示平等。③可以让大家提炼发言精华，少说废话。

④可以使大家意犹未尽，期待下次交谈。

# 第二节　护理工作中的言谈礼仪

[案例]

　　患者张女士，58岁，因糖尿病入院治疗。住院后听同病室病友说，这个病治不好，要终生吃药，还有可能失明，她为此恐惧不安。护士该如何安慰和鼓励患者？住院当天护士执行医嘱通知患者明晨空腹抽血，检查血糖和血脂，如何告诉患者？患者不愿意抽血，如何劝说患者？

　　护士在临床实践的过程中，都离不开同患者交谈，通过恰当的言谈给予患者启发开导和劝说鼓励，用科学的解释来解除患者的精神负担和顾虑，护士还必须通过与患者及其家属的交谈来了解患者的身体和心理情况及病情进展。因此护士应积极掌握言谈礼仪，自觉地运用言谈技巧愉悦患者的身心，以利于患者疾病的康复，保证护理质量的提高。

## 一、护患交流的技巧

　　护士和患者沟通最基本的方式是语言交流，这也是护士与患者加强思想感情联系的重要媒介。护士可以通过语言交流来了解患者的相关情况，以便及时发现问题、解决问题。因此护士应掌握护患交流的技巧，以使交流更顺利有效。

　　（一）使用恰当的言语

　　护患交流中护士应使用符合职业特点的语言，以保证告知的信息能被患者正确接收。称呼患者时应以年龄、身份或职务来加以区分，例如"张大爷或李大妈"、"王先生或赵女士"、"宋老师或唐师傅"等，不要直接用床号来直呼患者，或是以患者的疾病来称呼患者。要考虑患者的文化程度和理解能力来选择恰当的语言，尽量让患者通俗易懂，减少差错。例如，对需要做手术的患者交代手术前禁食，一般情况下护士应嘱咐患者"手术前一天晚上不要吃饭，晚十点以后不能喝水"；但用同一句话向一名文化程度和理解力较低的患者交代后就有可能出现其他意想不到的情况，患者在手术当天早上给护士的回答可能是昨晚没有吃饭，只吃了点水果或其他零食，从而造成手术无法按时进行。

　　（二）学会倾听

　　倾听属于有效沟通的必要部分，是护士与患者在交谈中对患者所提供的各种信息进行接收理解，以求思想达成一致和感情通畅的过程。古语说"愚者善说，智者善听"。交谈过程中，护士全神贯注，表情自然大方，目光亲切，对患者的言谈适时给予反馈和回应，适时点头或应答，不忙于做出判断和评价，应让患者充分表达，以便全面完整地了解患者的意思和感情。不要贸意打断患者或随意插话，例如"我不想听这些了，说点其他方面的吧"；或在患者讲述中随意插话，这些行为不仅不礼貌，还有可能让患者关闭心扉，对护士敬而远之。例如"你怎么搞得，又不按时服药！"会让患者不愿意再倾诉。交谈中还要注意患者的非语言行为，护士要善于仔细观察患者的面部表情、手势、神态等非语言行为，并结合患者的语言来了解患者的真实想法（图5-2）。

例如，宋女士，31岁，职业，教师，妊娠38周，入院待产。最近2天情绪不好，总是愁眉苦脸，张护士见此情形前来询问。

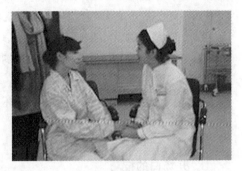

张护士："宋老师，我看您这两天心情好像不太好，有什么事吗？能讲给我听听吗？"

宋女士："唉！这两天我烦躁的很，老担心分娩时出问题，还有不知道宝贝是男是女，身体会不会有毛病。还有我特别怕疼，怕承受不了生孩子的疼痛。"

张护士："您看看就是瞎担心，现在医学技术多发达呀，只要怀孕的时候定期做检查，肯定会拥有一个健康的宝宝。我们病房现在有针对初产妇开展的健康咨询，您的那些问题呀，都可以得到很好的回答。"

图5-2 倾听

宋女士："哦，那我待会就去听听，谢谢张护士，听了你说的话，我心情现在好多啦。"

### （三）充分核实信息

核实就是检验和查证，审核是否属实，防止双方产生误解，使沟通顺利有效。在护患沟通中，它有助于护士准确掌握患者的相关信息。核实的方法常有以下三种。

**1. 重述**

重述是指护士将患者所说的话重新说一遍，可以让患者再次确认自己所说的内容，也可以帮助护士检查自己对这些话的理解是否正确，同时也看出护士对患者的认真重视态度。使用重述技巧可增加患者的自信，觉得自己的话正在生效，从而得到鼓励使其以后能及时反映情况。重述可以直接说对方的原话，也可以将对患者所说的话通过理解后用自己的语言说出来。例如"你刚才说的是……"、"您的意思是不是……"等。

**2. 澄清**

澄清是指护士将患者话语中模棱两可、含糊不清和不够完整的谈话引向明确，真正理解患者所说，同时也可以获得更多的信息。如"我还没有完全理解您的意思，能否再具体一点……"、"我还不太明白，请你再说一遍，好吗？"等

**3. 归纳总结**

用一些简单概括的话语将患者所说再重复一遍，以验证自己的理解。可将患者话题聚焦在关键问题上，以进一步获取所需的信息，增加信息的准确性。在总结的过程中，注意说话的语速要稍慢一些，以便让患者对内容进行修改、纠正、补充。

### （四）适时运用沉默

在沟通中恰当地运用沉默，是一种很有效的沟通技巧。沉默可以给患者思考的时间，也可以让护士仔细观察患者。尤其是当患者焦急、忧虑或伤心时，护士适当地运用沉默可让患者觉得护士在真正地为他着想，在体谅他的心情。沉默的用处很多，在合适的场合下既可以表示关心和同情，也可以表示委婉含蓄的否认和拒绝。

例如，王护士到病房去打针，患者张先生说："王护士，你可真能干，不管老的小

的，你都能一针见血呀！"王护士只是微笑地看了陈先生一眼，没有说话，然后继续为患者打针，张先生又说："王护士，我看你整天忙忙碌碌，护士这份工作一定很辛苦吧？"王护士还是笑了笑，没有说话，继续为患者服务。"你这么年轻漂亮，上班又这么累，不如你辞职，我再给你介绍个既轻松又赚钱的工作。"张先生说完，王护士仍保持沉默，打完针后就走出病房。从那以后张先生再也没有说过类似的话。从这个例子中王护士恰当地使用了沉默，前两次的沉默和微笑表达了她对张先生言语的认可和感谢，而第三次沉默则表达了她的不满，同时张先生也感受到了她的信息。如果王护士直接回答，会让患者很尴尬，也会破坏护患双方原本友好的关系。看，这就是沉默的效果！

### （五）合理引导交谈

#### 1. 开场白的技巧

万事开头难，年轻的护士或实习护士初次接触患者时，不知该说什么，场面会显得尴尬。当见到患者时，先要微笑，然后随情境找话题，说一些使患者感到宽慰的话。或交给患者新到的信件、报纸，告知医嘱等，都是交谈的机会。也可从询问患者的饮食情况、病情进展、服药的效果与反应等开始交谈。总之，开头说话要随机应变，不能千篇一律、生搬硬套，像背台词一样。

#### 2. 引导谈话与结束谈话的技巧

护士在同患者交谈时，要根据不同对象、不同情境、不同问题选择谈话的内容与方法，不能漫无目的地滥说。谈话内容要充满针对性，主要围绕安心住院、积极治疗、配合医护、遵守院规等方面展开交谈。

当患者的谈话偏离正题较远时，护士应委婉地转变话题，但不要转变过快，以免贸然打断患者谈话使其产生不快。谈话快结束时，要对患者再说一些安慰鼓励的话语，例如"您也该休息一会了，以后有机会再继续聊"、"好好治疗，有什么需要请告诉我！"等。

### （六）巧妙提问

学会提问才能顺利交谈，这是护患交流的重要工具。它不仅可以收集和核实患者的信息资料，还可以引导交谈内容使之紧紧围绕主题而展开。提问一般分为开放式和封闭式，并且两种方式常常交替使用。

#### 1. 开放式提问

开放式提问的问题范围很广泛，对患者的回答不限制，可引导患者拓展思路，大胆说出自己的意见和想法。例如"您对明天的检查有什么想法？"、"您的感觉怎样？"、"请问有什么事吗？"。运用开放性问题提问，患者会有较多的自主权去选择回答的内容及方式。护士应慎重考虑和选择对患者提出的每一个开放性问题，提问时态度要诚恳，最好能说明提问的原因和目的，以争取患者的理解与合作。开放式提问的优点是允许患者不受限制地进行回答，有利于患者说出更真实有用的情况，使护士能获得患者较全面的信息，从而能更深入地了解患者，为患者服务。开放式提问缺点是需要较长的交谈时间。

**2. 封闭式提问**

封闭式提问是指将患者的回答限制在特定范围内的一种提问。患者回答问题的选择范围狭窄，有时只需要回答"是"或"不是"。例如"您的腿能走路吗?"、"您伤口还疼吗?"、"您咳嗽吗?"、"昨晚睡得好吗?"、"头痛有没有减轻啊?"、"你对青霉素过敏吗?"、"以前有过这种症状吗?"等。封闭式提问所涉及的问题大多类似于是非题或单选题，有些问题虽然不像是非题或单选题，但答案仅仅限制在一个狭小的特定范围内，例如"请问您哪里不舒服呀?"回答为"某某部位"，或是用手指向疼痛部位。封闭式提问的优点是患者能快速直接地做出回答，护士能迅速获得所需信息，节省时间。但它的缺点是这种提问方式往往使患者处于被动地位，缺乏自主性，回答问题比较机械呆板。

但不论使用何种方式提问，切记一般每次只问一个问题，得到回答后再提第二个问题。如果一次向患者接连提出好几个问题，会使患者感到紧张与困惑，不知先回答哪个好，或使患者思路混乱，导致交谈无法正常进行。

**（七）恰当使用态势语言**

态势语言是人们在交谈过程中，以人的表情、目光、姿态和动作等来表达思想感情、传递信息的一种伴随性无声语言，又称为体态语言或人体语言。态势语言能有效地配合有声语言传递信息，起到补充和强化有声语言的作用。美国心理学家艾伯特·梅拉比安曾有一个公式：信息的总效果 = 7% 的有声语言 + 38% 的语音 + 55% 态势语言，通过这个公式可以充分表明态势语言对于人与人交流的重要性。态势语言有表达真情实感、调节维持人际关系、验证信息、维护形象等方面的重要作用。在护患交谈过程中，恰当地使用态势语言，可使交谈获得成功，护患关系也能得到进一步的加强。因此对于护士来说了解掌握态势语言是非常必要的。

**（八）把握好交谈节奏和时间**

护患交谈中，护士应根据患者的具体情况，把握好交谈的节奏和时间，因为每个患者的说话速度和反应节奏快慢不一，尤其是一些反应比较慢、表达不清的老年患者更应耐心对待，最好能与患者说话速度保持一致。护士要善于选择合适时间与患者谈话，不要选择患者吃饭、治疗、休息时间，在谈话之前就告诉患者所需的交谈时间，不要太长或拖延太久。

## 二、护患交流的禁忌

### （一）禁忌的话题

**1. 涉及患者隐私的话题**

患者隐私是指患者在生活中不愿为他人公开或知悉的秘密。如年龄、家庭矛盾、经历、病情或生理缺陷等，护士因工作需要必须了解相关情况，但要注意为患者保密，避免对患者心理造成伤害。

**2. 捉弄患者的话题**

在护患交谈中，以捉弄、嘲笑患者展开话题，不仅没有礼貌，而且还会损害护患之间的关系，影响正常治疗。

**3. 非议其他患者及医务人员的话题**

在言谈中不能非议其他患者和医务人员，传播流言蜚语、制造是非，影响医务人员之间和护患之间的和谐关系。

**4. 令患者反感的话题**

引起患者悲伤、不快的话题，如其他患者去世、违背社会道德、违法乱纪、政治错误等，都不宜成为交谈的主题。

## （二）忌用的语气

**1. 命令式**

命令式语气会让患者产生一种被命令的感觉，觉得自己不被尊重，从而不愿与之交谈或合作，甚至会远离和逃避的心理。例如到病房给患者抽血时，不能命令患者"袖子挽起来，抽血！"而应说成"现在要给您抽血了，请您把袖子挽起来，好吗？"

**2. 质问式**

质问式的语气会让患者产生一种被训斥的感觉，会伤害患者的感情，进而产生抵触或不合作的情绪，使得交谈难以进行，例如"怎么拖延这么久才来医院看啊？"、"肯定是在家随便乱吃药才让病情加重的！"

## （三）忌用的语言

在人际交谈中讲粗话、脏话、气话是令人厌恶的，是对他人的不尊重，是没有教养的表现，这些垃圾语言都是人际交流中忌用的语言。常言道："好言一句三冬暖、恶语伤人六月寒。"在护患交谈中切忌使用打击、责问、胁迫、挖苦、讽刺等伤害性语言。护士在与患者交谈时，一定要尽量克制不良情绪，不能随意发脾气、泄私愤、图报复，避免情绪污染。忌讳在交谈中涉及绝症、死亡之类的语言，这会让患者感到恐慌、不吉利。因此护士应努力提高文化修养，提高语言的文明程度。

## （四）禁忌的角色

**1. 唠唠叨叨**

护患交谈中最怕碰到唠唠叨叨说个没完的人，这会让对方产生厌烦感，护士要尽量避免成为这样的人。但如果护士碰到了这样唠唠叨叨、喋喋不休的患者，可转移话题或善意提醒患者，如："您刚才说的这件事，挺好的，但我们现在关心的是您的病情……"。

**2. 沉默是金**

护患交谈中有时需要运用沉默技巧来取得更好的言谈效果，但如果沉默时间过长或对患者的问话置之不理就容易让患者产生误会，不利于建设和谐护患关系。

**3. 尖酸刻薄**

护患交谈时护士要注意遣词造句，不能对患者尖酸刻薄或冷眼相待，否则容易对患者造成伤害，影响治疗。

**4. 爱发牢骚**

当护士与患者交谈时，不要逢人就诉苦，大发闹骚，不仅影响自己以及患者的心情，还会降低护理质量。

### 三、护理操作中的情景语言

希波克拉底说过：医生有两样东西能治病，一是药物，二是语言。在与患者交往与接触的过程中，护士要注意发挥情景语言的积极作用，以促进患者的康复，建设和谐的护患关系。常用的情景语言有以下6种。

#### （一）安慰性语言

安慰性语言使护患之间达到情感上的共鸣，从而能让患者情绪稳定，积极配合治疗工作。在使用安慰性语言时，护士的态度一定要诚恳，语言充满关爱和同情，切切实实将心比心地为患者着想。在安慰患者时，要先了解患者的具体情况，然后因人而异、对症下药，不同的患者要使用不同的安慰方式。

患者小李来自农村，第一次住医院，陌生的环境让他忐忑不安。负责护士小刘主动对他说："您好，我是您的负责护士小刘。如您有什么需要，请来找我，我会尽力帮助您。"安置好床位后，小刘安慰患者小李："我先请医生来为您看病，然后我给您介绍咱们医院，很快您就会熟悉这里的环境了。"接着又向他介绍同了病室的病友，很快患者小李熟悉了环境，减少了心理的孤独和不安。

安慰性语言有很多，可以根据实际情况加以选择和运用。例如：

"请您再坚持一会，不要紧张，马上就好了！"

"我理解您现在的心情，请放松，一切都会过去的。"

"人活一辈子，谁都会生病，想开点，有病就治，别担心！"

"现在医学这么发达，只要积极配合治疗，您的病是可以治好的，别太着急。"

"咱们科室的张教授是治疗肿瘤方面的专家，临床经验丰富，治好了很多像您这样的患者。"

#### （二）鼓励性语言

鼓励性语言能调动患者的积极性，增强战胜疾病的信心。因此护士要对患者多说一些鼓励性语言，让患者正确对待疾病和病痛。为了分散患者的关注点，缓解患者的忧虑，还可以找一些轻松愉快的话题帮助患者减轻焦虑等。一般的鼓励性语言例如"请握住拳头……，嗯，对，您做得真好！"、"您做得很好！请继续……"、"您今天的脸色好多了！"、"您的身体恢复得很好，您一定要坚持下去！"、"您反应的情况非常好！"等等。

患者冯女士得知已确诊为子宫肌瘤，心情低落，对生活丧失信心，不与人交谈，有自闭倾向。王护士了解了她的情况后，知道她最疼爱自己8岁的儿子，于是去找冯女士交谈。

王护士："冯女士，您好！下午的药吃了吗？"

冯女士："嗯。"

王护士："昨天来的那个男孩是您儿子吧？好可爱哟！"

冯女士心不在焉地应付："是的！"

王护士又问："他该读二年级了吧？成绩一定很好吧？"

冯女士脸上露出一点笑容："还行，当了学习委员，老师和同学都喜欢他！"

王护士："看得出来，他很聪明，挺懂事！"

冯女士忧伤地说："是啊，可是我……唉，这个病让我怎么办呀！"

王护士鼓励她："您要对自己有信心，这病发现得早，只要及时手术，术后根据情况再适当做治疗，治愈也是有可能的。为了儿子您也要坚强些，积极配合治疗，争取早日康复，和家人团聚，您说是吧？"

冯女士若有所思地点点头："嗯，我会认真配合的！"

### （三）劝解性语言

护理工作中常会碰到要求患者做某事而患者却不愿配合的情况，如患者对治疗方案、检查项目、护理安排、饮食禁忌等不理解，就会不配合或拒绝，这就需要护士耐心地对患者进行解释和劝说。劝解时护士需要注意以下三点：从患者的利益出发，为患者病情着想，达到说服的目的；让患者理解你的目的，说出必须这样做的原因；充分尊重患者，不能随意训斥。

患者张大妈，68岁，因鼻咽癌入院，接受放射治疗，需要每周查一次血常规，高护士给张大妈送检查单，张大妈拒绝检查。

高护士来到张大妈床前说："张大妈，这是您的血常规检查单，明天早晨要给您采血化验。"

张大妈："我身体不好，还要每星期化验，我不想做了！"

高护士耐心劝说："血常规化验是放射治疗中的一种监测指标，目的是要监测您的血细胞数目，看是否影响了造血功能，如果血细胞的数目减少了，就要采取措施，不检查怎么知道造血功能的情况呢？"

张大妈："减少了，该怎么办呢？"

高护士："减少了，医生就要想办法让它升高，这样就可以继续做放射治疗了！您看，别的病友也都按时接受检查，对身体不会有影响的，您老就放心吧。"

张大妈："哦，是这样啊，那好吧！"

### （四）指令性语言

指令性语言用于护患交谈时要使用平和耐心的语气，不要用指示、命令等强迫性语气，以免让患者对护士产生负面印象。指令性语言往往用于要求患者必须严格遵照执行的规定或常规，要注意每次告知患者的内容不宜过多，尽量简明扼要，通俗易懂，重点内容必须反复强调或解释，让患者理解并牢牢记住。

例如："您明天早晨不能进食，空腹抽血检查肝功"、"上午9点医生和护士会来查房并实施治疗，请别出病房"、"为保障您的健康，住院期间请不要随意在外住宿。"护士给患者做了青霉素皮肤过敏试验后，一定要叮嘱患者："20分钟后看结果，注射的部位不要揉压！"护士给患者做雾化，连接好后，向患者交代："雾化需要20分钟，若有事情请按呼叫器。"护士给患者静脉输液，调节好液体的速度后告诉患者："注射的手臂尽量少活动，以免针头移位、脱出；如出现液体不滴、注射部位肿胀疼痛，请按呼叫器；输液滴数是根据您的病情和使用的药物来确定的，为了您的安全，请不要随意调节液体速度。"

### （五）暗示性语言

语言暗示不同于实物暗示和动作暗示，其表达内容更为含蓄，表达方法和技巧也更多样。护士在工作中要学会运用一些积极的暗示语言来帮助患者，使护理达到最佳效果。有时患者会因家庭矛盾、治疗费用、病情进展等因素产生消极情绪，护士如果能抓住患者在治疗过程中出现的某些症状缓解的情况，适时予以积极的暗示，将会消除患者的悲观情绪，树立战胜疾病的信心，从而积极配合治疗。

患者蒋先生，男，39 岁，入院诊断为胃癌晚期，持续性腹部疼痛，肌内注射强痛定止痛，效果不明显。李护士执行医嘱肌内注射生理盐水 2ml。

李护士："蒋先生，疼痛减轻些了吗？"

蒋先生："唉哟，痛死我了，我快受不了，还不如死了算了。"

李护士（语气坚定）："别灰心，现在医生要给您打一针效果很好的止痛药，是进口的，很多患者用了都说效果非常好。"

蒋先生顺从地接受了治疗，半小时后，李护士再次来到病床前。

李护士（关心地）："蒋先生，现在怎么样了？"

蒋先生："我觉得比刚才好多了，谢谢您！"

### （六）解释性语言

解释性语言是一种分析阐明的语言。它能使患者明白原因，消除误解，从而有效地提高患者治愈疾病的信心。解释性语言主要包括对疾病状况的分析、治疗方案以及治愈后所需要注意的问题的解释和说明等。护士在进行护理技术操作时，应对患者的提问进行恰当准确的医学方面解释，使护理操作顺利进行。

患者李大爷，男，58 岁，诊断为高血压和萎缩性胃炎，入院治疗。

于护士："李大爷，早上好！您现在应该服药了。这是吗丁啉，能增加胃的蠕动功能，减轻胃胀，所以要在用餐前 30 分钟服用。"

李大爷："怎么只有一种药呀？我记得医生说要服两种。"

于护士微笑着说："噢，您记得很清楚啊，是还有一种药，专门治疗高血压的，不过是每 8 小时服用一次，到时间我会给您送来的。一定记着服药半小时后才能进餐，饮食要清淡，您好好休息啊！"

李大爷："好的，谢谢你！"

## 实训四　护患交流技巧

【目的】

1. 熟悉言谈中的基本礼仪和护患交流的技巧。

2. 学会在护理工作中护患交流的方法，与患者进行有效的沟通。

【学时】2 学时。

【准备】

1. 场所准备　在教室或实验室进行。

2. 学生准备

（1）学生衣帽整齐，着装整洁，符合护士行为规范要求。

（2）组织学生观看多媒体：复习《第五章　护士言谈礼仪》的内容。

（3）分组训练：学生 2~3 人一组练习，进行角色扮演，互相评价。

3. 情景设置

情景设置一：一位值班护士，接待一位新入院的患者，要求运用言谈礼仪进行接待，并运用规范的语言为其做入院介绍和保健指导。

情景设置二：李大哥，中年，15 年慢性胃溃疡病史，保健知识缺乏，饮食不规律，经常和朋友一起喝酒叙旧。一次，因酗酒引起胃出血，入院治疗。请问，护士该如何劝说患者，做到劳逸结合，饮食规律，养成健康的生活习惯。

情景设置三：刘女士，因甲状腺功能亢进入院，由住院处的护士陪伴入病区。你是内分泌科的一位年轻的护士，你如何接诊？怎么做入院介绍？按医嘱给刘女士输液，刘女士嫌你太年轻，请你另找一位老护士来，你怎么办？输液过程中，出现输液不滴的现象，刘女士按床头呼叫器，正巧是你接的电话，你该怎么做？

【学生展示】每组按情景设置内容准备言谈提纲，根据案例情景编排角色，师生共同评价，指出不足，进行鼓励。

【评价要点】

1. 能力评价　三项情景训练是否按要求进行并全部完成；交谈内容是否全面；角色安排是否合理、表演是否连贯流畅；训练过程是否有序进行。

2. 技能发展评价　语言是否文明、规范，称谓是否合适；语言的选用是否合适；还存在哪些问题。

3. 团队精神评价　各小组配合是否顺利；是否积极参与；是否体现了团结协作精神。

4. 创新精神评价　语言的组织与表达是否新颖、有创意。

5. 职业情感评价　训练中是否精神饱满；对患者态度是否热情诚恳、亲切关心；是否有微笑服务；是否真诚地赞美了患者。

## 目标检测

### 一、填空题

1. 言谈中的基本礼仪主要在_____ 、_____ 、_____ 三个方面，对言谈涉及一系列具体的要求。

2. 在语言方面总的要求文明、礼貌、_____。

3. 提问一般分为 _____和_____ 。

4. 核实的方法常有_____ 、_____ 、_____ 三种。

### 二、选择题

1. 交谈中的适可而止不具有下面哪种作用（　　　）

　　A. 节省时间　　　　B. 少讲废话

　　C. 加深印象　　　　D. 获得信息

2．语言得体文明是护士的基本要求之一，护士在进行护理治疗时，应采取（　　）的口吻最合适
　　A．询问　　　　　　　B．命令
　　C．请求　　　　　　　D．商量

3．措辞委婉是交流的技巧之一，下面哪种不属于措辞委婉的范畴（　　）
　　A．运用婉转的口气　　B．间接提示
　　C．转移话题　　　　　D．直接询问

4．护士在交谈时，要注意语言的准确性，下面哪种没有注意语言的准确性（　　）
　　A．发音准确　　　　　B．语速适度
　　C．内容简明　　　　　D．常使用方言

5．护士在面对不同的患者时，采取不同的言谈技巧以促进护患关系，这是言谈的哪个基本特征之一（　　）
　　A．内容丰富　　　　　B．积极沟通
　　C．灵活多变　　　　　D．真实自然

6．在交谈中，每个人的发言，最好控制在多长时间内（　　）
　　A．1～3分钟　　　　　B．3～5分钟
　　C．5～7分钟　　　　　D．7～10分钟

## 三、简答题

1．言谈和言谈礼仪的概念是什么？
2．要保证语言的准确，必须要注意什么？
3．在交谈中，礼让对方要避免出现哪些情况？
4．护患交流的技巧有哪些？
5．护患交流中的禁忌有哪些？
6．护理操作中常用的情景语言有哪些？请举例说明。

## 四、案例分析题

1．王先生行颅内血肿清除术后第五天，病情危重，昏迷不醒。值班护士正在办公室写护理记录时，王先生的儿子来到办公室，说液体快输完了。值班护士立即停下记录，准备去换液体。因为王先生接下来的液体中要加入先锋霉素，所以她没有马上去病房，而是先到治疗室配制药液。这时王先生的儿子又一次来到办公室，很不耐烦地提高嗓门说"怎么搞的，等了那么长时间还不来换液体？患者的病情这么严重，我们都急坏了，你们倒好，总是慢吞吞的不着急！"如果你是这名护士，你怎么说呢？

2．赵老师，女，59岁，因糖尿病并眼底病变入院，由于视力模糊及疾病预后问题，想到以后不能读书看报，赵老师心情烦躁，焦虑，不愿与人交流。医生医嘱：抽血标本做实验室检查，心电图、B超、胸片、CT检查等。当班护士小刘，早上交接班后，即来到病房请赵老师拍摄胸片。又恰巧赵老师的女儿因事不能来陪伴，一想到眼神不好行走不便，赵老师拒绝配合治疗。如果你是这名护士，该怎么办呢？

（庄西艳）

## 第六章

# 护士交往礼仪

## 学习目标

1. 掌握交往礼仪的基本要求和注意事项，学习规范使用电话礼仪及自我介绍。
2. 熟悉正确处理护患关系；交际技巧。
3. 了解涉外活动礼仪的基本原则。
4. 应用能够运用所学的知识，规范自己的行为举止。

**【引导案例】**

新同事第一天来上班，你给科室里的其他同事作介绍，因为你和同事关系融洽平时姐妹相称。当把新同事带到王萍护士长面前时，你说："王姐，这位是新来的李芳。""李芳，这位是王姐。大家认识一下吧。"

请问在上面的介绍中有哪些不妥之处？

人际交往指个体通过一定的语言、文字或肢体动作、表情等表达手段将某种信息传递给其他个体的过程。交往礼仪是人们在社交场合中形成，并被大家认同的交际准则和规范。在医院这个特殊环境中，护士要很好地履行自己的工作职责，使整个护理工作处于和谐有序状态，不断地提高护理质量，更好地为患者服务。礼仪在交往关系中十分重要。

## 第一节 基本交往礼仪

在日常交往中，交往礼仪不仅使我们懂得了如何与他人建立良好的人际关系、形成和谐的心理氛围、促使身心健康，还具有形象塑造、感情联络和行为调节的功能。基本交往礼仪包括介绍礼仪、电话礼仪、电梯礼仪和见面礼仪。

> **知识链接**
>
> 人无礼则不生，事无礼则不成，国家无礼则不宁——荀子

## 一、介绍礼仪

相互介绍是人际交往中常见而重要的一环。介绍礼仪是人与人之间进行沟通的始发点,最突出的作用就是缩短人与人之间的距离。掌握这些礼仪就等于掌握了一把通往社交之门的钥匙,特别是护士需要经常与患者及家属交流,了解了这些礼仪就能更好地开展工作(图6-1)。

### (一) 介绍礼仪的基本要求

**1. 介绍顺序**

正式介绍中要遵守国际公认的规则"尊者优先",即在为他人作介绍时,受到尊重的一方有了解的优先权。根据这一规则,介绍顺序是:

(1) 先向年长者介绍年轻者 例如:"赵阿姨,这位是我的同学李丽"。

(2) 先向女士介绍男士 例如:"张小姐,我来给你介绍一下,这位是郭先生"。但如果男士为尊者或年长者时,则应将女士介绍给位尊、年长的男士。

(3) 先向身份高者介绍身份低者 如:"刘市长,这位是我校的张老师"。

(4) 先向主人介绍客人 如:"您好,李叔叔,这位是我同事马强。马强,这是男主人李建国,李叔叔"。

具体做法是要先称呼年长者、女士、身份高者、主人,再将年轻者、男士、身份低者、客人一一给予介绍,此外,在人数较多的场合中,要通过介绍使大家相互认识,可按顺序由右至左或由左至右依次介绍,若有身份较高者或年长者在场,应先将大家依次介绍给身份较高者或年长者,以表示对他们的尊重。

**2. 介绍的内容**

介绍的内容应根据社交的场合、场景及参加的人员而定。在较正式的公务介绍时,介绍人不仅要将被介绍人与自己的关系进行介绍,同时要将其姓名、职务、职称、单位等作较详细地介绍,以便双方选择合适的称谓。例如:"赵院长,这位是我的儿子杜若斌,XX大学医学院的应届毕业生"。

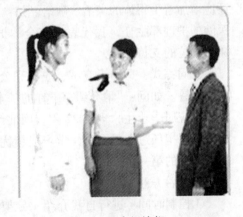

图6-1 介绍礼仪

**3. 被介绍者**

被介绍者应表现出结识的热情,除长者、尊者可就座微笑或略欠身致意外,一般均应起立,微笑致意并伴有"认识您很高兴"、"很荣幸认识您"等话语。在宴会桌、会议桌上也可以不起立,被介绍者只需略欠身微笑、点头有所表示即可。

### (二) 介绍的方式

在社交场合中,介绍有多种多样的方式。护士在工作的社交场合常用的介绍方式有:

**1. 自我介绍**

在某些社交场合由自己担任介绍主角，把自己的情况介绍给他人，以让他人认识、了解自己。自我介绍是进入社会交往的基础，是树立自身形象和价值的一种方法和手段。

（1）自我介绍的类型　主动型自我介绍：在社交场合中，想结交某些人却无人引见时，可自己将自己介绍给对方；被动型自我介绍：应他人要求，将自己某些方面的具体情况介绍给他人。

（2）自我介绍的方式

①应酬式：适用于一般性的社交场合，往往只介绍自己的姓名即可，如："早上好，我叫刘天宇"。

②工作式：适用于工作场合，介绍的内容包括本人的姓名、工作单位或部门、职务或从事的具体工作三项。这三项内容又称为自我介绍"三要素"，如："您好！我叫齐宁，我是××医院的儿科护士"。

③交流式：适用于需要进一步沟通时。介绍的内容较详细，包括姓名、籍贯、工作单位、职务、职称、学历、兴趣、爱好以及与交往对象共同熟悉的人和事等。如："您好！我叫马倩，是××医院外科的护士，我也是XX大学护理学院2008级的毕业生，看来我们是校友，对吗?"

④礼仪式：适用于讲座、报告、演出、庆典仪式等正规而隆重的场合。它是一种意在表示对交往对象友好、敬意的自我介绍。介绍的内容除了姓名、单位、职务外，还应增加若干得体的谦语、敬语。如："各位来宾，大家好！我叫王华，是XX市人民医院的护理部主任，我代表本院全体护士热烈欢迎各位领导、专家和来宾莅临指导，谢谢各位的支持。"

⑤问答式：适用于应试、应聘和公务交往的场合。针对对方提出的问题，做出自己的回答。如问："请介绍一下你的基本情况。"答："您好，我叫孙悦，是XX大学护理学院应届毕业生，现年22岁，河北××人，共产党员，我非常热爱护理这份职业，在校期间担任过学习委员，学习成绩优秀，曾多次获得奖学金，去年还取得了省护理技能竞赛的第一名。"

（3）注意事项

①控制时间：进行自我介绍一定要力求简洁，尽可能地节省时间，通常以半分钟左右为佳。

②掌握时机：进行自我介绍，最好选择在对方有兴趣、有空闲、情绪好、干扰少、有要求之时。

③追求真实：进行自我介绍时所表述的各项内容，一定要实事求是，真实可信。

④讲究态度：态度要保持自然、友善、亲切、随和，整体上讲求落落大方，笑容可掬。

**2. 他人介绍**

甲、乙双方初次见面，由第三者引见、介绍的一种介绍方式。第三者的介绍往往是双向的，即对双方都各作一番介绍；但有时也可以是单向的，即只将被介绍的一方介绍给另一方，它的前提是前者对后者已有所了解。

（1）常用方式

①标准式：适用于正式场合。介绍内容以双方的姓名、单位和职务为主。例如："我给两位介绍一下，这位是 XX 医院护理部的李主任，这位是 XX 卫生职业学院的马老师。"

②简介式：适用于一般社交场合。往往只介绍双方的姓氏或姓名。例如"我来介绍一下，这位是老赵，这位是小张，你们认识一下吧。"

③强调式：适用于各种社交场合。其内容除被介绍者的姓名外，往往还会刻意强调一下其中某位被介绍者与介绍者之间的特殊关系，以便引起另一位被介绍者的注意。例如："这位是我们科的孙医生，这位是我的姨妈刘娟，现在外科住院，请您多多关照。"

④引见式：适用于普通的社交场合。介绍者只需要将被介绍者引导到一起，而不需要表达任何具体实质性的内容。例如："两位认识一下吧，大家都是同行，只不过以前不认识，现在请你们自报家门吧！"

⑤推荐式：适用于比较正规的场合。介绍者有所准备，有意要将甲推荐给乙，因而在介绍中重点对甲的优点、特长加以强调。例如："王院长，她就是我的学生李娟，在校时成绩优秀，工作能力强，一直担任班长，最近又入了党。我把她推荐给你们医院，请您院在录用时予以考虑。"

⑥礼仪式：适用于正式场合，是一种正规的为他人介绍的方式。介绍的内容与标准式相同，但在介绍的语气、称呼上都更为礼貌、谦恭。例如："郭院长，您好！请允许我把 XX 学校的刘校长介绍给您，刘校长，这位就是 XX 学院的郭院长。"

（2）注意事项 第三者为甲乙双方作介绍之前，必须充分考虑到被介绍人双方有无相识的愿望，务必要征求一下被介绍双方的意见，切勿直接上前开口就讲。

如果需要把一个人介绍给其他众多的在场者时，若没有地位非常尊贵的人在场，最好能够按照一定的次序。如采取逆时针或顺时针方向，自左至右或自右至左等方式依次进行。作为介绍人，陈述的时间宜短不宜长，内容宜简不宜繁。

在为他人做介绍时，要避免对一方介绍得面面俱到，而对另一方介绍得简略至极。介绍人的态度要热情友好、认真。做介绍时，介绍人应起立，行至被介绍人之间。在介绍一方时，应微笑着用自己的视线把另一方的注意力引导过来。手的正确姿态应是手指并拢，掌心向上，胳膊略向外伸，指向被介绍者。但绝对不要用手指去对被介绍者指指点点。

**3. 名片介绍**

名片是一种经过设计，能表示自己身份、便于交往和执行任务的卡片，是当代社会人际交往中一种经济实用的介绍性媒介。

（1）递交名片的礼仪 递交名片时，应起身，要用双手或右手，双手拇指和食指执名片两角，将文字正面朝向对方，上身呈鞠躬状，表示出礼貌和谦恭。如果对方是少数民族或外宾，则应将名片上印有对方认识文字的一面呈与对方。与他人交换名片时，应讲究先后次序，或由近到远，或由尊而卑。双方递交时，身份低者应先把名片递给身份高者，再由后者回赠，并可以说"请多多关照"、"以后保持联系"等等（图6-2）。

（2）接受名片的礼仪　当他人表示要递名片给自己或交换名片时，应立即停止手中所做的事情，起身站立，面带微笑，目视对方，双手或右手接过名片。同时，应口头道谢或重复对方说过的谦辞、敬语，不可一言不发。接过名片以后要从头至尾认真看一遍，若有疑问，则可以当场向对方请教，此举意在表示重视对方。若接过他人名片后看也不看，或弃之桌上，或马上装进口袋，或拿在手里折叠，都是失礼

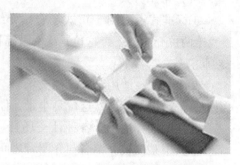

图6-2　名片礼仪

的行为。若需当场将自己的名片递过去时，最好在收好对方的名片后再递，不要一来一往同时进行。

（3）索要名片的礼仪　需要向对方索取名片时，可采用下列方法，如：主动递交上自己的名片并说："我们可以交换一下名片吗？"；向身份高者索要名片可询问："今后如何向您请教？"；向平辈或晚辈索要名片可说："以后怎样与您联系？"如果没有必要，不要强索他人名片。

**（三）介绍后的礼节**

刚认识的双方要互致问候、寒暄、行礼。介绍过后，如有名片则互相交换名片，如属应酬式的介绍则可不必。一般情况下，介绍别人认识后，介绍者不宜抽身便走，特别是男女间相识，应稍停片刻，以引导双方交谈，待他们能够交谈后，再托词离开。

## 二、电话礼仪

电话已成为现代人重要的、不可缺少的通讯工具之一，在日常工作和生活中，人们通过电话进行联络工作和沟通情感。虽然电话联系不是面对面地交往，但一个人的"电话形象"仍可通过电话中的声音、语气、语调、内容体现出来。

**（一）拨打电话的礼仪**

使用电话时，发起者的一方为发话人，其通话过程叫做打电话，在整个通话过程中，发话人通常居于主动、支配的地位。要使所打电话能正确无误地传达信息、联络感情又能塑造良好的电话形象，必须注意三方面。

**1. 时间适宜**

（1）通话时间的选择　通话时间最好是双方预约的时间或对方方便的时间。除有要事必须立即通告外，不宜上午7点以前、晚上10点以后、用餐或午休时间打电话。给海外人士打电话，要先了解一下时差，否则会骚扰他人。公务电话尽量在工作时间内打，避免工作时间之外打扰对方。

（2）通话时间的长短　一般情况下，每次通话时间应有所控制，以短为佳，宁短勿长。尽量遵守"3分钟原则"，即打电话时，发话人应当自觉、有意识地将每次通话的时间限定在3分钟内。

（3）通话过程中还应该注意受话人的反应 在通话开始时，应先询问对方通话是否方便，如不方便，可另约时间；若估计通话时间较长，应先征求对方意见，并在通话结束时略表歉意。

**2. 内容简练**

（1）事先准备 通话前发话人应做好充分准备，明确受话人的姓名、电话号码、通话要点等。

（2）简明扼要 通话时，发话人必须务实，问候完毕，立即开宗明义，直言主题，不讲废话，更不要吞吞吐吐，含糊不清。

（3）适可而止 作为发话人，应自觉控制通话长度，事情讲完，当机立断终止通话。由发话人终止通话，是电话礼仪的惯例，也是发话人的一项义务。使用公用电话，若身后有人排队，应自觉主动地尽快终止通话。

**3. 表现文明**

（1）语言文明 在通话时，发话人应使用"电话基本文明用语"：问候语"您好！"、自报家门"我是XX"、结束语"再见"，例如"您好！我是XX学校的李璐，请问王主任在吗？……谢谢！再见！"

（2）态度文明 发话人除语言要规范外，在态度上也应该温文尔雅。对于受话人不可以厉声呵斥、粗暴无礼，也不要低三下四、阿谀奉承。通话时电话突然中断，依礼需由发话人立即再拨并说明原因。若拨错了电话，应对接听者表示歉意，不要一言不发，挂断电话。

（3）举止文明 打电话时，不要把话筒夹在脖子下，抱着电话机随意走动，或是趴着仰着或者高架双腿与人通话。拨号时，不要以笔代手拨电话号码。通话时话筒与嘴保持3cm左右的距离，终止通话时应轻轻放下话筒。

**（二）接听电话的礼仪**

在通话过程中，接听电话的一方，被称为受话人，其通话过程叫接听电话。受话人虽然处于被动地位，但也必须遵守一定的礼仪规范。

**1. 本人受话时的礼仪**

（1）接听及时 接听电话以铃响三次左右拿起最为适宜。因特殊原因铃响过久才接电话，须在通话前向发话人表示歉意。正常情况下，不应该不接听事先约定的电话，要尽可能亲自接听电话，不要随便让人代劳。

（2）应对谦和 接听电话时要使用"电话基本文明用语"。在私人寓所接听电话时，为了自我保护，可以不报家门；当通话结束时，要向发话人道一声"再见"；当通话因故中断时，要等对方再次拨入。

（3）主次分明 接听电话时，不要做与此无关的事情，如与他人交谈、看文件、看电视、听广播或吃东西等。如果在不宜接听电话的时候有人来电，应向对方说明原因，表示歉意并另约时间，届时由自己主动打过去。约好下次通话时间后即应遵守，在下次通话开始时，勿忘再次致歉。在通话中，适逢另一个电话打过来，切忌置之不理，可先向通话对象说明原因，使其勿挂断电话，稍等片刻，然后立即去接另一个电话，分清两个电话的轻重缓急，再做妥善处理。

**2. 代接电话时的礼仪**

（1）礼尚往来　在日常生活中，经常会为他人代接、转接电话。这时需注意：接电话时，若对方要找的人不是自己，不要拒绝对方的请求，或托词不找，应让对方"稍等"，自己抓紧时间找到电话中要找的人。

（2）尊重隐私　代接、代转电话时，不应过多询问，可说"我能帮您做些什么？"严守代接、代转电话内容的秘密，切勿随意扩散。当别人通话时，不要在旁倾听，更不要插嘴。

（3）记录准确　若发话人要找的人不在，可在向其说明后，问一下对方是否需要代为转达，如对方有此要求时，应相助与人。对发话人要求转达的内容最好认真做好笔录，在对方讲完后，还应重复一遍，以验证自己的记录是否准确。

（4）传达及时　代接听电话后，要尽快设法找到本人转达电话内容，以免误事。

## 三、电梯礼仪

电梯是现代都市人生活中密不可分的交通工具，乘电梯也就成了人们日常生活和工作中不可缺少的一部分，医院也不例外。下面就是乘电梯时的礼仪要求，让你在乘坐电梯的时候既安全又得体，给对方对下美好印象的同时也能感染更多人遵守电梯礼仪。

**（一）进出有人管理电梯**

护士来到电梯门口处，应该让其他人先进电梯，特别是遇到患者、年长者、上司或客人，到达后待其他人走出后再出电梯，即后进后出。

**（二）进入无人管理电梯**

护士应该先进后出电梯，以便控制电梯门，保证患者及其他人的安全，礼让他人。

## 四、见面礼仪

日常见面礼仪主要涉及称呼礼仪、问候礼仪和握手礼仪等。

**（一）称呼礼仪**

称呼指的是人们在日常交往应酬之中，所采用的彼此之间的称谓语。在人际交往中选择称呼要合乎常规，要照顾被称呼者的个人习惯，入乡随俗。在工作岗位上，人们彼此之间的称呼是有其特殊性的，要庄重、正式、规范。

**1. 称呼方式**

（1）职务性称呼　以交往对象的职务相称，以示身份有别、敬意有加，这是一种最常见的称呼。如张经理、王科长等。

（2）职称性称呼　对于具有职称者，尤其是具有高级、中级职称者，在工作中直接以其职称相称。称职称时可以只称职称、在职称前加上姓氏、在职称前加上姓名，适用于正式的场合，如赵教授等。

（3）行业性称呼　在工作中，有时可按行业进行称呼。对于从事某些特定行业的人，可直接称呼对方的职业，如老师、医生、会计、律师等，也可以在职业前加上姓氏、姓名。

（4）性别性称呼　对于从事商界、服务性行业的人，一般约定俗成地按性别的不同分别称呼"小姐"、"女士"或"先生"，"小姐"是称未婚女性，"女士"是称已婚女性。

（5）姓名性称呼　在工作岗位上称呼姓名，一般限于同事、熟人之间。有几种情况可以直呼其名：只呼其姓，要在姓前加上"老、大、小"等前缀或只称其名，不呼其姓，通常限于同性之间，尤其是上司称呼下级、长辈称呼晚辈，在亲友、同学、邻里之间，也可使用这种称呼。

**2. 注意事项**

（1）称呼老师、长辈要用"您"而不用"你"，不可以直呼其名。

（2）对多人进行称呼时要遵循先上级后下级、先长辈后晚辈、先女士后男士、先疏后亲的顺序进行。

（3）禁用替代性称呼，即使用其他语言符号来替代常规性称呼。如医院里以患者的病床号来替代姓名"4 床"，某些服务性行业用编号来称呼客人"2 桌"等。

（4）禁用不恰当的简称，如田校长简称为田校，朱总经理简称为朱总等。

### （二）问候礼仪

问候，也就是问好、打招呼，就是在和别人相见时，以语言向对方致意的一种方式。在问候的时候，要注意问候的次序、态度、内容等三个方面。

**1. 问候次序**

如果同时遇到多人，特别在正式会面的时候，宾主之间的问候要讲究一定的次序。

（1）一个人问候另一个人　两个人之间的问候，通常是"位低者先问候"，即身份较低者或年轻者首先问候身份较高者或年长者。

（2）一个人问候多人　这时候可以笼统地加以问候，比如说"大家好"。

**2. 问候态度**

问候是敬意的一种表现，态度上需要注意：

（1）要主动　问候别人要积极、主动。当别人首先问候自己之后，要立即予以回应。

（2）要热情　问候别人的时候，通常要表现得热情、友好，毫无表情或者表情冷漠的问候不如不问候。

（3）要自然　问候别人的时候，要主动、热情，必须表现得自然而大方。不要在问候对方的时候，眼睛看到别处，让对方不知所措。

**3. 问候内容**

问候内容上有两种形式，各有不同的适用范围。

（1）直接式　所谓直接式问候，就是直截了当地以问好作为问候的主要内容。它适用于正式的公务交往，尤其是宾主双方初次相见。

（2）间接式　所谓间接式问候，就是以某些约定俗语成的问候语或者在当时条件下可以引起的话题，主要适用于非正式、熟人之间的交往。比如："忙什么呢"、"您去哪里"等，来替代直接式问好。

### （三）握手礼仪

握手礼是中国人最常见的见面礼和告别礼。

**1. 握手的要求**

最普通的握手方式是会面双方各自伸出右手，手掌均呈垂直状态，然后五指并用，稍许一握，时间以 3 秒种左右为宜。握手时，上身要略向前倾，头要微低一些，通常距离受礼者约一步，两足立正，上身稍向前倾，伸出右手，四指并齐，拇指张开与对方相握，微微抖动 3～4 次，然后与对方的手松开（图 6－3）。

**2. 握手的次序**

（1）一般地说，男女之间，男方需待女方伸出手后才可握手，如女方不伸手，没有握手的意愿，男方可点头致意或鞠躬致意。

（2）宾主之间，主人应先向客人先伸手，以表示热情、亲切，如接待来宾，不论男女，女主人都要主动伸手表示欢迎，男主人也可以先伸手向女宾表示欢迎。

（3）当年龄与性别冲突时，一般仍以女性先伸手为主，同性老年的先伸手，年轻的应立即回握。

（4）有职位差别时，职位高的先伸手，职位低的应立即回握。

**3. 注意事项**

（1）男士不要戴着帽子和手套握手。

（2）不要长久地握着异性的手不放。男士与女士握手时间要短一些，用力更轻一些。

（3）不要用左手同他人握手。

（4）不要交叉握手，不要越过其他人正在相握的手同另外一个人相握。

（5）不要握手时目光左顾右盼。

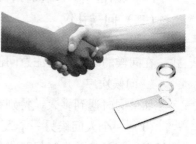

图 6－3 握手礼仪

# 第二节 护理工作中的言谈礼仪

在临床实践中，语言交流是护士与患者进行交往的最基本、最广泛的一种手段，是护士与患者之间思想、情感互相沟通的桥梁。护士使用文明礼貌的语言，学习必要的交往礼仪常识是护理职业的最基本要求，同时护士在工作中要与医院内的医生、其他护士、辅助科室人员、患者家属等交往，通过言谈礼仪可以建立良好的人际关系。

> **知识链接**
>
> 礼仪又称教养，其本质不过是在交往中对于任何人不表示任何轻视或侮蔑而已，谁能理解并接受了这点，又能同意以上所谈的规则和准则并努力去实行它们，他一定会成为一个有教养的绅士。——洛克

## 一、与患者的交往礼仪

### （一）与患者交往的基本原则

**1. 尊重患者**

指尊重患者的人格和权力。尊重人格，患者的人格并不因为身患疾病而被降低，相反，因其身心正在承受病痛折磨，更应得到医方的尊重和保护。在遇到未婚怀孕或

分娩、性传播疾病、传染病、施暴致伤、精神病等患者时，不能因疾病而训斥、嘲笑和侮辱患者，同样也要做到尊重患者人格。

尊重权益，即尊重患者获得及时医疗护理的权力、知情权、选择权、拒绝权和个人隐私权等。患者的个人隐私是受法律保护的，是临床护理工作中十分重要的一项制度。与治疗、护理无关的个人隐私一律不要触及。

**2. 诚实守信**

对患者要真诚，承诺的事情要付诸行动。在交往中，患者常请求护士给予帮助。护士应根据患者的病情需要和医院条件，尽力给予满足。答应患者的事情，不要让患者失望，诚信待人才能建立融洽的护患关系。

**3. 举止文明**

护士的行为应适度、大方、稳重。护士的举止和外表，常常直接影响到患者对护士的信赖和治疗的信心，影响着护患良好人际关系的建立。

**4. 雷厉风行**

护士处理问题应敏捷、果断。护理工作是为了治病救人，对时间的要求很严格，特别是在急救中，争取时间就等于争得了生命。

**5. 共情帮助**

在护患关系中护士多表达共情，可以使患者减少被疏远和陷于困境的孤独感，使患者感到护士能正确理解他，从而使护患之间产生共鸣，促进护患关系的良好发展。

**（二）与不同患者的交往礼仪**

**1. 与小儿患者交往礼仪**

小儿患者的特点是生长发育快、活泼好动、有很强烈的好奇心，但自控能力差、对疾病的反应性强、不善于语言表达等。另外来到一个陌生的环境，他们感到恐惧无助，因此与小儿患者交往时应注意：

（1）注意沟通技巧 面带微笑，声音柔和亲切，语言生动活泼、浅显易懂，符合孩子的年龄特征。如有的患儿怕见陌生人，护士应亲切地安慰他"小朋友，不要怕，我是××护士阿姨，和阿姨交个朋友吧。"同时，可轻轻抚摸头部或拉拉手，表示友好，以增加其亲切感。针对自尊心特别强又比较淘气的孩子，可采用商量的口气往往有较好的效果。比如："小朋友，又要输液了，你看在哪只手上扎针比较好呢？"平时，还应注意多用鼓励、赞美的语言与患儿沟通，以取得患儿的信任，更好地配合治疗和护理。

（2）注重检查技巧 在给患儿护理查体时动作应准确、轻柔，以免引起患儿的恐惧。有些检查会带来不适感，应先做必要的解释，或用分散注意力的办法争取孩子的配合。

（3）尊重病儿 在检查、治疗、护理过程中要征得患儿家长的同意，交流时尽量采用蹲姿或坐姿，以示亲切、友好。对患儿要多赞扬，多鼓励，要讲信用，不要哄骗孩子。

**2. 与年轻患者交往礼仪**

年轻患者一方面有较强的自尊心和自信心，情感丰富，兴趣广泛。另一方面年轻患者情绪强烈，表现出烦躁不安，情绪不稳定，易愤怒、沮丧、抑郁，不配合治疗等。为了取得他们的信任，增强战胜疾病的信心，护士要做到：

（1）尊重患者　尊重他们的自尊心，用商量的口吻进行交谈，以取得他们的信任；举止要端庄、自然大方；态度要坦诚、热情。

（2）语言要真诚、肯定　自我介绍时，要以朋友相待，"我叫李霞，我是你的责任护士，有什么需要尽管找我"，使患者有一种亲切感。

（3）掌握分寸　对异性患者进行治疗、护理时，应避免过分热情，不卑不亢、以礼相待，服务的唯一目的是治好患者的疾病。

在年轻异性患者面前应避免交谈个人感情方面的问题，一般只应交谈与健康有关的话题。要分清一个界限——患者与护士，以此为界去判断你与患者的语言交流是否超出了这个范围。

**3. 与中年患者交往礼仪**

中年人虽然在思想和心理上很成熟，对现实有自己的见解，但由于此时期是压力最大的一个阶段，他们既是家庭的支柱又是单位的骨干力量。此时患病，他们的心理活动往往表现为自责、急躁、矛盾等，他们不愿意离开工作岗位，即使看病，也是抓紧时间。护士应理解对方，必要时对患者进行心理疏导和劝解，劝解时要站在患者的立场，言辞恳切。如患者是担心老人、孩子没人照顾而不想住院时，可劝导"我理解您此刻的心情，不过您一定要安下心来养病，只有您痊愈了，才能更好地照顾老人和孩子"。

在疾病恢复期，护士要指导中年患者进行康复运动，饮食搭配，平静情绪，合理调整工作与休息时间，预防疾病的复发。一旦出院，中年患者对身体的关注越来越少，护士要特别指出继续治疗和预防疾病的重要性。

**4. 与老年患者交往礼仪**

衰老和死亡是任何人无法抗拒的自然规律。老年人生理功能逐渐降低、代谢缓慢、适应能力减退，表现为反应迟钝、行动缓慢、耳聋眼花。老年人一旦生病住院，病情往往比较复杂，多种病同时并存且病程漫长。护士对老年患者的尊敬理解、友好和善、耐心帮助就显得尤为重要。交谈中尽量多使用尊称、敬语和谦语。如"大爷、大娘、老先生，我怎么称呼您老呢?"这样可以缩短护患间的心理距离。老年人大多有听力、视力障碍，理解能力、表达能力都相应下降，与他们交谈时要做到适当放大音量、放缓语速，并辅以较多的表情语言和体态语言，务必把话说得清楚明白。调动患者的积极因素，达到配合护理与治疗的目的。

**（三）与患者家属及探视人员交往的礼仪**

患者家属的心理多是着急、恐慌、紧张，感觉束手无策或孤助无援。探视人员的心理特点是对患者病情的关心、着急，急于想见到患者，了解疾病的进展、治疗情况。他们的言行举止甚至神态常会直接或间接影响到患者的情绪，有时也会影响到病区正常管理。护士应遵循的礼仪原则是尊重、礼貌、热情、友好，适当地回答和处理问题。护士亲切友好的态度，文明礼貌的言谈，娴熟的操作技能都会取得探视人员的信赖。

## 二、与同事的交往礼仪

### （一）与同事交往的基本原则

护士作为医院的一个工作人员，在医院这个特定的社会环境中，必然要和医院内的同事进行广泛的交往与合作。同事关系的好坏，不仅关系到事业的成败，也与每个人的身心健康密切相关。与护士相关的人际关系包括医护关系、护患关系、护际关系等。在同事交往中应遵循的总的礼仪原则是尊重、团结、诚信、善待。

### （二）同事间交往的禁忌

（1）忌无原则、小事纠缠不休。

（2）忌挑拨离间、搬弄是非。

（3）忌态度冷漠。

### （三）工作交往礼仪

#### 1. 医护间礼仪

医生与护士是工作上的合作伙伴，既相互独立又相互补充、协作，共同组成了医疗护理团体。近年来，随着医学科学的发展，特别是整体护理的实施，一切以患者为中心，扩大了护理工作的范围。在工作中难免产生误解和矛盾，正确处理医护间的矛盾，建立相互融洽的医护关系尤为重要。

（1）把握机会 利用各种机会（科室例会、交接班、研讨会等）向医生介绍护理技术的新进展和发展趋势及科室护理工作情况，随时征求医生意见，必要时邀请医生参加，使全体医护人员为了一个共同目标团结协作、互相帮助、互相支持，提高医疗护理质量。

（2）注重与医生交往的艺术 向医生报告病情时的礼仪包括：

①有礼貌地敲门进入医生办公室，找到主治医师或值班医生。如："××医生您好，3 床患者××病情有变化，呼吸困难，您看如何处理？"

②医生正在写病历或讨论病例时，为避免打扰别人，应以轻稳的脚步走到医生面前，低声说"××医生对不起，打扰一下，2 床患者××病情又有变化……"医生与患者或家属交谈时，汇报病情应注意避免负面影响。

③必要时，备好抢救的药品、器械，以备抢救。

医嘱有疑问时的礼仪：

①注意时间、场合，保持医生在患者心目中的"权威性"。

②注意语言的表达方式，以询问或商讨的方式进行沟通。如"××医生您好，这个医嘱我这样理解对吗？麻烦您看看。"这样既体现了对医生的尊重，又解决了执行医嘱中遇到的实际问题。

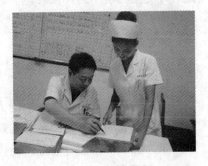

图 6-6 医护礼仪

③以诚相待，对有疑问的医嘱要查实后再执行，切忌把主观看法、埋怨、责怪等情绪渗入话语中："这医嘱怎么开的，让我们如何执行？"更不能用讽刺、挖苦的语言对待医生。

（3）相互学习、共同提高　一个融洽和谐的团体，医护双方应本着真诚宽容的态度在工作中相互学习、取长补短、谦让谅解，这样就可以克服医护间的人际矛盾，提高医疗护理质量，使患者处于最佳的治疗护理环境之中。

**2. 护际间礼仪**

（1）以诚相待、与人为善　以诚相待，与人为善是指真心诚意地对待他人，友好善意地与他人相处。这是人与人交往的基本规范和总体要求，也是护士处理人际关系的首要原则。当同事取得成绩时，应当真诚地祝贺和感到欣慰；当同事受到挫折或不幸时，应当主动表示关心和同情；当同事遇到困难时，应当积极地给予帮助和解决。

（2）互相尊重、取长补短　年轻护士应多向年长护士虚心学习、请教，遇事多征求他们的意见；资历高的护士要看到年轻护士的长处，在护理实践中带动年轻护士树立积极的工作态度，通过传、帮、带，帮助他们掌握正确的护理技巧，弥补缺乏临床实践经验的不足，从而形成互相学习、取长补短、谦虚谨慎、彼此尊重的和谐人际关系。

（3）宽以待人、善于制怒　护士应具有宽广的胸怀和气度，对于别人的缺点和短处应持包容的态度。包容并非无原则的迁就，而是在相互交往中的彼此宽容。遇事能够站在对方的角度考虑问题，多替别人着想，才能宽容他人，尽量减少情绪失控。

（4）相互支持、团结协作　护士在工作、生活、学习中相互支持和帮助是圆满完成护理工作的前提。支持体现在各种护理实践中，如对工作优异的同事表示祝贺和称赞；对不正确观点和做法提出诚恳、善意的帮助；对工作中的难题协助解决。

**3. 护士与其他部门间礼仪**

在日常护理工作中，护士经常与医院的辅助科室，如检验科、药剂科、放射科、后勤保障部门及行政部门进行交往，这些科室是医院不可缺少的部门，也是高质量完成医疗护理的重要保障。护士在与上述部门交往时应做到：相互尊重、相互支持、举止文明、宽容大度、以诚相待。

# 三、涉外活动礼仪

随着我国对外开放的不断深入，护理工作与国际间的交流也日益增多，护士应掌握对外交往活动中的礼仪规范和涉外礼仪知识。在国际交往之中，人们普遍对交往对象的个人形象备加关注并且都十分重视遵照规范得体的方式塑造、维护自己的个人形象，并且维护祖国的国际形象。

## （一）涉外礼仪的基本原则

### 1. 维护形象

个人形象在国际交往中深受人们的重视。在涉外交往中，每个人都必须时时刻刻注意维护自身形象，特别是要注意维护自己在正式场合留给初次见面的外国友人的第一印象，这不仅代表着自身，还代表着地区、民族乃至国家的形象。

### 2. 不卑不亢

在参与国际交往中，要时刻牢记国家和民族的利益高于一切，忠实于祖国和人民，坚决维护国家的主权和民族的尊严。

**3. 求同存异**

首先，对于中外礼仪与习俗的差异性，是应当予以承认的。再者在涉外交往中，对于类似的差异性，尤其是我国与交往对象所在国之间的礼仪与习俗的差异性，重要的是要了解，而不是要评判是非，鉴定优劣。

**4. 入乡随俗**

"入乡随俗"它的含义主要是：在涉外交往中，要真正做到尊重交往对象，首先就必须尊重对方所独有的风俗习惯。

**5. 信守约定**

所谓"信守约定"的原则，是指在一切正式的国际交往之中，都必须认真而严格地遵守自己的所有承诺。说话务必要算数，许诺一定要兑现，约会必须要如约而至。在一切有关时间方面的正式约定之中，尤其需要恪守不怠。

**6. 热情有度**

要遵守"热情有度"这一基本原则，关键是要掌握下列四个方面。第一要作到"关心有度"；第二要作到"批评有度"；第三要作到"距离有度"；第四要作到"举止有度"。既不要随便采用某些意在显示热情的动作也不要采用不文明、不礼貌的动作。

**7. 不宜先为**

所谓"不宜先为"原则，也被称作"不为先"的原则。它的基本要求是在涉外交往中，面对自己一时难以应付、举棋不定的局面时不妨先按兵不动，然后再静观一下周围人的所作所为，并与之采取一致的行动。

**8. 尊重隐私**

在涉外交往中，务必要严格遵守"尊重隐私"这一涉外礼仪的主要原则。下列八个方面的私人问题，均被海外人士视为个人隐私问题。其一是收入支出；其二是年龄大小；其三是恋爱婚姻；其四是身体健康；其五是家庭住址；其六是个人经历；其七是信仰政见；其八是所忙何事。它们亦可简称为"个人隐私八不问"。

**9. 女士优先**

"女士优先"的含义是在一切社交场合，每一名成年男子都有义务主动自觉地以自己实际行动去尊重妇女、照顾妇女、体谅妇女、关心妇女、保护妇女，并且还要想方设法、尽心竭力地去为妇女排忧解难，"女士优先"原则还要求男士们对所有的妇女都应一视同仁。

## 实训五　护士交往礼仪训练

**【目的】**

1. 熟悉电话礼仪和介绍礼仪

2. 学会交往礼仪在护理工作中的运用，树立自身良好的形象。

**【学时】**2 学时。

**【准备】**

1. 用品准备　电话。

2. 环境准备　在模拟护士站、病房进行，也可在教室进行。

3. 学生准备

（1）学生应衣帽穿戴整齐，着装整洁，符合护士行为规范要求。

（2）复习电话礼仪和介绍礼仪内容

（3）角色扮演：课前分组，根据案例情景分别进行角色扮演，要求在表演过程中展示情景内涉及的交往礼仪。

4. 案例

患者赵××，女，17岁，学生，因右下腹疼痛，发热，恶心呕吐来诊。

情景设定：某日晚上九点，患者由父母陪同来诊，在急诊室检查后，初步诊断为急性阑尾炎，急诊科护士电话通知住院处。住院处通知外科病房。患者及其家属来到外科病房，护士接待，安排患者入院。

**【方法与过程】**

1. 教师讲解　教师对分组练习内容进行讲解，提出要求，教师巡回指导。

2. 分组训练　以小组为单位，采用组长负责制，用角色扮演的学习方式，引导学生组织情景对话和练习。

3. 情景练习内容要求

（1）急诊护士打电话通知住院处。

（2）住院处值班人员打电话通知病区有新患者入院。

（3）在病区内，病房护士向患者及家属自我介绍；将新入院患者向同病房人作介绍。

4. 评价　分组练习结束后，任选两组进行演示，集体评价矫正。

**【评价要点】**

1. 技能发展评价　是否衣帽整齐，举止端庄，语言交流顺畅；是否规范使用电话基本文明用语；是否使用介绍礼仪规范的进行自我介绍和他人介绍。

2. 团体协作评价　练习中是否积极参与，主动配合，团结协作。

3. 创新精神评价　情景的编排和演示是否有新意。

4. 职业情感评价　接待时是否面带微笑，态度温和、亲切。

目标检测

一、填空题

1. 基本交往礼仪包括_____、_____、_____、_____。

2. 介绍礼仪的基本要求中正式介绍要遵守国际公认的_____规则。

3. 拨打电话的礼仪中发话人必须注意_____、_____、_____、三方面。

4. 日常见面礼仪主要涉及_____、_____、_____。

## 二、选择题

1. 在应试、应聘和公务交往的场合，自我介绍时的方式应采用（  ）
   A. 应酬式　　　　　　B. 礼仪式　　　　　　C. 问答式　　　D. 交流式

2. 对多人进行称呼时要遵循（  ）的礼遇顺序进行。
   A. 先上级后下级，先长辈后晚辈，先女士后男士，先疏后亲
   B. 先下级后上级，先长辈后晚辈，先女士后男士，先亲后疏
   C. 先上级后下级，先晚辈后长辈，先男士后女士，先疏后亲
   D. 先下级后上级，先晚辈后长辈，先女士后男士，先疏后亲

3. 进行自我介绍一定要力求简洁，尽可能地节省时间。通常以（  ）为佳。
   A. 3 分钟左右　　　　B. 1 分钟内　　　　　C. 2 分钟左右　　D. 半分钟左右

4. 护士在与同事交往中应遵循的总的礼仪原则是（  ）、团结、诚信、善待。
   A. 热情　　　　　　　B. 尊重　　　　　　　C. 谦虚　　　　D. 和蔼

5. 以下哪一项不是握手礼仪中的注意事项（  ）
   A. 男士不要戴着帽子和手套握手
   B. 不要用左手同他人握手
   C. 不要交叉握手，不要越过其他人正在相握的手同另外一个人相握
   D. 握手时目光左顾右盼

6. 打电话时，发话人应当自觉、有意识地将每次通话的时间最好控制在多长时间内
   （  ）
   A. 3 分钟内　　　　　B. 5 分钟内　　　　　C. 7 分钟内　　　D. 10 分钟内

## 三、简答题

1. 介绍礼仪的介绍顺序要求是什么？举例说明。
2. 社交场合中常用的介绍方式有哪些？
3. 使用电话时如何保持自己良好的"电话形象"？
4. 如何正确使用名片？
5. 与患者交往的基本原则有哪些？
6. 护士之间在工作中如何融洽相处？

## 四、案例分析题

1. 某医院外科 5 号病房住着三位患者，他们分别是 1 床，李××，女，32 岁，公司职员；2 床，高××，女，63 岁，退休工人；3 床，张××，女，18 岁，高中生。
   请问：主管护士小王该如何称呼她们？3 床是新入院的患者，王护士应该如何对 3 床进行自我介绍并将 3 床介绍给同室的其他患者？

（张淑红）

# 第七章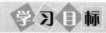

## 护士工作礼仪

### 学习目标

1. 掌握护士操作礼仪熟悉；正确处理护患关系；交际技巧。
2. 理解护士工作礼仪的基本要求。
3. 了解各部门护理工作礼仪并能在实践中运用。

**【引导案例】**

某医院门诊大厅导医台后面，护士小李今天值班，她坐在椅子上正用手机玩游戏，一位中年女士焦急的搀扶着一位老人蹒跚走来，"护士，护士"，小李低着头坐在那"怎么啦？"，"我父亲突然感觉心理不舒服，胸闷，喘不上气来，到哪去看啊？"小李仍旧低着头："心内科"，家属焦急地说："心内科在哪啊？我没来过医院，不知道怎么去，你看看我们挺着急的……"，"要是急就去急诊，急诊在医院西门右侧一楼"，"还要那么远我们怎么去啊？"，"该怎么去就怎么去"，"你能帮帮我们吗？"，"我已经帮你了，告诉你去哪了"，"可是……"，家属搀扶着这位老人转身离去，没走几步，只听扑通一声，"爸…爸…，你醒醒……"，家属急切地大声喊着，小李抬起头来，这才看见一位体型较胖的老人倒在地上，口唇青紫，不省人事。……

请问：小李真的帮到他们了吗？小李应该怎样接待患者？

随着社会的进步、经济的发展，人们对医疗安全、护理质量的要求有了很大的提高，在工作中护士和患者接触最多，护患关系是护士工作中最主要的人际关系。护士不但要有本学科的理论知识和娴熟的专业技术，还要在工作中熟悉礼仪、礼节，提供礼貌周到的护理服务，建立良好的护患关系，树立美好的职业形象。

# 第一节　概述

## 一、护理工作礼仪的基本要求

### （一）仪表端庄整洁

护士的仪表应做到端庄、整洁。如前面章节所述，护士在工作岗位上要按要求着装，工作服合体、整洁，工作牌佩戴端正，淡妆上岗，不佩戴首饰，给人以文明、大方、高雅的印象。

### （二）举止规范得体

护士的举止是一种无声的语言，包括站、坐、行的姿态，操作的动作和头、手及身体各个部分的体态语，是护患之间非语言沟通的重要内容。护士举止规范得体，不夸张，不做作，体现护士良好的修养和精神风貌。

### （三）语言准确恰当

护士要加强语言修养，在工作中运用简单、礼貌、通俗易懂的语言和患者沟通，达到安慰、鼓励、解释、指导等作用。但应注意语言的艺术性和严谨性，避免语言随意、不准确、应用不当甚至口不择言，给患者带来错误的指导、虚假的信息或心理的负担。

### （四）表情真诚热情

面部表情的变化能动态地反映人的内心情感。护士与患者接触时，面部表情要符合当时的情境，热情真诚，由衷地表达出对患者的关爱之情。面部表情中"目光"是焦点，亲切和蔼的目光可使人消除紧张、恐惧之情；真诚坚定的目光可使人增加信任感和安全感；反之，责备、冷漠、厌恶的目光则会使人不知所措，猜疑多虑，引发护患关系紧张。

### （五）共情帮助

Mayeroff（1971）认为，共情就是"关怀一个人，必须能够了解他及他的世界，就好像我就是他，我必须能够好像用他的眼看他的世界及他自己一样，而不能把他看成物品一样从外面去审核观察，必须能与他同在他的世界里，并进入他的世界，从内部去体会他的生活方式及他的目标与方向。"共情能使护士更好地去理解他人，设身处地为他人着想，采取恰当的工作方式，促进工作的顺利进行。

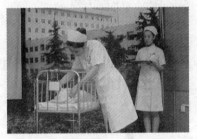

图 7-1 护理工作礼仪

## 二、护理操作中的礼仪规范

### （一）称谓恰当

称呼是交往的开始，恰当而礼貌的称呼能体现对对方的尊重。在护理操作中，护士用患者喜欢的、恰当的称呼，能对接下来进一步的交往产生积极的影响。如"张大爷，您好！能告诉我您的名字吗？"这样礼貌地核对患者姓名就会比直呼其名："你是张××吗？"更容易使患者接受。

### （二）科学解释

护理操作对护士来说是熟练工，对患者而言却非常陌生，由此产生的紧张、害怕、害羞等往往会使患者产生排斥心理。因此在操作之前，护士要运用通俗易懂的语言为患者进行科学的解释，以消除不良情绪，理性接受护理操作。

### （三）技术娴熟

过硬的基础知识、熟练的操作技术，是护士最基本的职业要求，也是对患者的尊重和礼貌。娴熟的技术、轻柔的动作，能使病痛中的患者减少因操作带来的痛苦，感受到尊重和礼遇。

### （四）有效指导

许多护理操作是需要患者的配合才能完成的，然而一般患者都不知道怎样去配合护士的操作，护士要在操作前教会患者配合的方法，在操作中进行有效指导，使患者在恰当的时间采取恰当的配合方式，缩短操作时间，提高操作的成功率。

### （五）适时鼓励

有的护理操作时间比较长，需要患者坚持较长时间，护士需要适时的鼓励患者，以增强患者信心，给予患者坚持下去的勇气和力量。如"您做的非常好，请再坚持一下，我会尽快完成的。"

### （六）亲切安慰

护理操作可能会给患者带来不适，甚至给患者造成不同程度的创伤、行动不便或形象的改变，护士要及时的安慰患者，某些治疗只是暂时的，影响也是短暂的，现在的痛苦是为了今后更好的生活，帮助患者重建自信，增强战胜疾病的信心。

### （七）礼貌叮嘱

操作结束后，礼貌地询问患者的感受，观察了解预期效果，亲切叮嘱相关注意事项。

### （八）诚恳致谢

在操作结束护士即将离去时，不要忘了对患者亲切的致谢，是他们信任我们，给了我们工作的机会，是他们配合我们的工作，使我们的工作顺利进行，我们应该真诚的感谢每一位给我们提供护理机会的患者。

## 第二节 门诊与急诊护理工作礼仪

门诊是医院面向社会的窗口，是患者到医院就诊的第一站，一般情况下，门诊护士尤其是接诊、分诊、导诊的护士，是患者接触最早的医务人员。门诊护士良好的工作礼仪修养，不仅展现出医院良好的精神风貌，还会使就诊者在陌生的医院中感受到温暖，留下美好的印象。

## 一、门诊护理工作礼仪

### （一）态度和蔼、热情接待

对于就诊者而言，无论是急性病还是慢性病、是男是女、是老是少，都有一个共同的心理需求，就是希望能得到重视，希望获得同情和理解，希望能马上见到医生，希望能得到最好的治疗和护理。尤其是在候诊室等候时容易情绪焦躁。这时我们的门诊护士作为专业人员，应该理解他们此时的心情，和蔼热情地接待每一位就诊者，合理安排和维持就诊秩序，耐心劝慰就诊者，使他们感到在陌生的医院里，自己是受到欢迎和重视的人。

### （二）灿烂微笑、得体问候

微笑是一种特殊的语言。门诊护士在与就诊者第一次见面时，就要用最亲切的微笑和得体的语言来面对就诊者，面带微笑的一声"你好"，可以使对方感到心情舒畅，给病痛中的人带来温馨与安慰。无论自己在其他时间、其他问题上有什么不愉快的事情发生，工作时一定要控制好情绪，不要把一些不良情绪带到工作场合，给就诊者增加更多的烦燥感。

### （三）答疑解惑、提供方便

就诊者从挂号到就诊、检查、交费、取药，需要经过若干个环节和场所，大多数就诊者对医院的布局和就诊流程不熟悉，门诊护士应耐心指导，详细说明行走路线，亲切解答就诊者的问题，最大限度满足其需要。在条件允许的情况下，门诊护士可以引领就诊者一段路程，对病情危重、行走不方便的就诊者，护士要主动协调轮椅护送。

### （四）特事特办、灵活机动

就诊者挂号后到各科诊室就诊，护士除按先后次序组织就诊外，应随时观察候诊者的病情，对一些特殊就诊者，如高龄、病情突然加重、高热、临产、剧痛、呼吸困难的患者，应该主动给予关爱，根据情况酌情安排提前诊治或送急诊室处理，但同时要注意向其他候诊者做好解释，征得同意和理解。比如："候诊的患者同志，这位老同志病情比较重，大家能稍等一下让这位老同志先看一下吗？谢谢大家！"。

### （五）服务患者、技术熟练

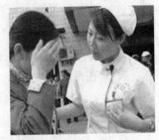

门诊患者流动量大，护士日接待人数多，门诊护士给患者留下的印象在社会中的影响比较广泛，由于就诊者和门诊护士缺乏长久交往的机会，因而容易形成不全面的判断。门诊护士要增强服务意识、提高技术水平，在和就诊者有限的交往时间里留下美好的印象，提高医院在公众中的声誉和形象。

图7-2 门诊护理礼仪

---

**知识链接**

#### 导医台护理礼仪范例

一位患者向导医台走来，护士起身站立，面带微笑，主动询问："您好！需要我帮忙吗？"患者："我想看看今天有没有心血管专家门诊。"护士："请您稍等，我来查一下。"护士："对不起，今天没有，明天上午有心血管专科的陈主任坐诊，如果您不着急可以明天上午8点来。如果您今天感觉不适可以到内科门诊先做初步检查和治疗。"患者："哦，内科诊室在哪？"护士用规范的手势边指示边解释："从这上楼，内科诊室在三楼，出电梯后右转，看到内科诊室的指示牌就到了，不过您先要在前面的挂号处挂号，才能到诊室按顺序诊治。"患者："好的，谢谢！"护士："不用客气，您慢走。"

## 二、急诊护理工作礼仪

急诊是医院一个特殊的部门，急诊患者多，工作预见性差，抢救、护理操作频繁，工作节奏快，容易影响护士与患者家属的沟通，护士规范的礼仪可以有效缓解护患纠纷的发生。

### （一）急诊护理工作的特点

#### 1. 时间性强

急诊患者发病急骤、来势凶险、一切工作要分秒必争、迅速处理。这就决定了急诊护士应有巨大的潜能投入高速度、高效率的工作。

#### 2. 劳动强度大

急诊患者来诊时间、人数、病种及危重程度均很难预料，因此随机性大、可控性小。尤其遇有交通事故、集体急性中毒、传染病流行等，患者常集中就诊，所以急诊工作十分繁忙，要做到紧张有序。

#### 3. 精神压力大

人们永远认为发生在自己身上的病是最重最急的，患者选择急诊的原因往往是要选择他能"立即"得到诊疗的地方，患者及家属的需求较之门诊更强烈，期望值更高。然而急诊也分轻重缓急，按病情分级就诊，许多人不了解急诊的诊疗程序，遇到个别脾气暴躁的家属，护士一句话说得不对或动作慢一点，就有可能被辱骂、威胁，甚至是拳打脚踢，因此急诊护士的精神压力远大于其他部门的护士。

#### 4. 潜在危险多

急诊患者病种复杂，病情危重紧急，涉及面广，且没有经过分诊易造成交叉感染，因此要特别注意无菌操作，严格执行消毒隔离制度。

### （二）急诊护士素质要求

#### 1. 知识技能方面

急诊护士应全面掌握急救知识，抢救配合工作，熟悉危急重症疾病抢救流程和基础护理技术操作，以应对复杂多变的急诊救护工作。

#### 2. 礼仪修养

急诊患者及其家属是比较特殊的服务对象，对护士的仪表、态度十分敏感。护士整洁的仪表、端庄稳重的举止、体贴入微的言谈以及良好的工作态度，可以增加患者及其家属对医护人员的信赖感，增加患者战胜疾病的信心，使其更好地配合救治工作。

#### 3. 能力方面

（1）敏锐的观察力　急诊护士要善于观察患者的病情轻重及变化；善于观察患者及家属的需求；善于观察患者及家属对医生的理解程度；善于观察患者家属对患者的态度；善于观察患者家属之间的合作关系。

（2）灵活的应变能力　急诊科每天24小时开诊，急诊护士要接触社会各阶层人员，其文化、思想、道德、宗教水平不一，应在实际工作中培养灵活的应变能力。

（3）良好的沟通能力　急诊患者起病急、病情重、心里恐慌、情绪焦躁，沟通不当容易引发矛盾，出现护患纠纷和护理投诉。

**4. 态度方面。**

（1）严谨的工作态度。

（2）良好的医德和服务意识  能宽容患者的过激行为并有良好的自控能力。

（3）强烈的自我保护意识  患者的自我保护意识逐渐增强，社会对医疗服务的要求不断提高，护士要树立强烈的自我保护意识，不做不负责任的回答，不做完全肯定的回答，最大限度地取得患者及家属的信任。

**5. 身体素质**  急诊护理工作繁琐多样，节奏紧张，护理质量要求较高，护士需要有充沛的精力和充足的体力完成各项急诊救护工作。

**（三）急诊工作礼仪要求**

**1. 充分准备、急而不慌**

急诊工作具有时间性强、随机性大等特点，要求诊治物品的准备做到"五定"，即定数量品种、定点安置、定人保管、定期灭菌、定期检查维修。急救物品完好率要达到100%，急诊护士熟悉抢救物品的性能、使用方法和准确位置。经过充分准备，护士在诊治工作中便能做到急而不慌，准确及时地采取急救措施。

**2. 抢救配合、忙而有序**

在患者诊治过程中护士要始终做到忙中有序。脚步轻快、表情从容、物品取放有序，配合医生做好吸氧、吸痰、止血、心肺复苏、给药等抢救工作。

**3. 抓紧时机、果断处理**

护士对病情大致了解后，需迅速采取必要的护理措施，如吸氧、吸痰、建立静脉通道、心电监护等。决策要果断，措施要得力，充分体现护士处理问题的针对性、及时性、有效性，增强患者及家属对护士的信任感。

**4. 稳定情绪、陈述利害**

急诊患者由于病情急、来势猛、缺乏心理准备而表现出情绪紧张、惊恐不安。护士要针对这些情况，在有条不紊地进行救治工作的同时给予必要的、适当的安慰和解释，晓以利弊，尽快安抚患者和家属情绪，以利于进一步对病情作出处理。

**5. 急不失礼、忙不失仪**

对急诊患者的接待虽是要求紧张及时，但也不等于急便可以不顾礼仪，而是应当做到急不失礼、忙不失仪。急诊患者心理较为复杂，对医护人员的言谈举止非常敏感，急诊护士语言要把握分寸，语气要柔和礼貌，态度应和蔼热情，举止有度。

**6. 团结协作、文明有礼**

急诊救治是一项涉及医疗、护理、化验、放射、收费、挂号及行政等多个方面的工作，这些工作往往是一环扣一环的。在涉及多个科室的病情救治时，各科医护人员要紧密配合，团结协作，注重同事间的文明礼貌，互相理解、互相尊重，共同协作完成急救工作，不要因言语不慎、行为过激而伤害同志感情，影响对患者的抢救工作。

综上所述，护士必须不断地充实自我，以便在护理工作中既能有丰富的学科知识和技能为患者提供良好的护理服务，又能有良好的礼仪修养为每一个需要健康帮助的人提供全方位的优良服务，以最佳的精神面貌和温文有礼的形象面对护理工作，做文明礼貌的"健康使者"。

## 第三节　病房护理工作礼仪

病房是患者在医院接受治疗的主要场所，各病房护理工作既有共性，也有特性，病房护士在掌握共性的基础上，根据不同患者的特点，实施有针对性的护理。

### 一、基本要求

#### （一）热情礼貌，产生美好的第一印象

患者入院时，当班护士应起身相迎，遇行动不便者要出手相助，目光正视患者，点头微笑，恰当称呼、问候，并作自我介绍，送患者到病室。如患者病情允许，向患者介绍同病室的病友、病房环境、主管医生、饮食、作息时间并亲切地告知患者将为其提供周到的服务，使患者感到亲切和温暖。介绍完毕应礼貌离开，如"您先休息，我会随时来看您的，有什么需要随时通知我"。

#### （二）宽容大度，容纳患者不良情绪

住院患者由于环境改变和疾病的影响，会有不愉快、不满甚至愤怒、忧郁等情绪。护士在护理工作中，要充分体现宽容大度、体贴耐心的职业性格，即使遇到患者指责或不理解、不配合行为，也不能与患者发生冲突。想方设法消除患者不稳定情绪，引导患者积极配合治疗护理，保持轻松愉快的心境，早日恢复健康。

#### （三）出入有礼，体现护士良好素质

护士进入病房时应先轻敲房门，用手轻轻将房门打开，不要用脚开门或用治疗车开门。进入病房后，面向患者打招呼，做到"四轻"（即关门轻、操作轻、说话轻、走路轻）。某些操作要接触患者身体时，要保证手是温暖的，为患者做暴露操作时用屏风遮挡，护理操作时认真、细致、规范。

出病房也要面向患者，配合适当的告别用语、点头或眼神。出病房时如有其他护士进入，应先出后入，有"尊者"入应先礼让"尊者"。如有其他客人同时出病室，要按照长者、女士、来宾优先的礼仪，为其开门，请客人先走，自己最后走，并随手关门。工作时不要穿响底鞋。

#### （四）坚持原则，满足患者需要

住院期间，每位患者都会有不同的需求，护士应在把握原则的基础上，尽量给予满足。例如：患者住院后想要了解自己的病情、治疗情况、预后情况等，如果得不到满足就会产生焦虑和不安，不利于治疗和康复，因此责任护士应给予恰当的解释，满足患者知情权的需要。

当然，满足患者需要不是无原则的迁就，需坚持一定的原则，如：遵守医院的规章制度；遵守社会公德；不侵犯他人的利益；坚持医疗、护理原则等。

#### （五）恰当送别，谦虚征求意见

患者经过长期或短期的住院治疗，即将出院时，护士要真诚地表示祝贺："××先生，祝贺您康复出院！感谢您这段时间对我们工作的支持与配合，也希望您能留下宝贵意见，以便我们改进工作，谢谢您的支持。"

根据患者需要指导和帮助患者办理出院手续，讲解出院后在饮食、服药、休息方面的注意事项，介绍出院后如何调整心态，适应出院后的生活。必要时协助患者整理用物，送至门口、电梯口或车上，礼貌道别，亲切叮嘱"请您多保重，有什么不适请及时联系我们"，"请记住按时服药，定期复查"。

## 二、各病房护理工作礼仪的特点

在病房患者接触最多的是护士，护士的言行举止会对患者产生重要的影响。由于不同科室的特点不同，礼仪要求也不尽相同，下面分述如下：

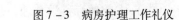

图7-3　病房护理工作礼仪

### （一）内科护理工作礼仪

**1. 内科护理工作特点**

内科疾病病种多、病程长、病因复杂、并发症多，病情变化不明显，潜在危险因素多。内科患者中老年人居多，他们一般感觉不灵敏，反应较差、可能存在多脏器功能衰退，加之丰富的生活阅历，突出了对疾病的担忧，接受治疗护理疑虑而又谨慎。

**2. 内科护理工作礼仪**

（1）稳定情绪、增强信心　由于内科病的特点，患者往往表现出急躁、焦虑、愤怒或悲观、失望等情绪。不良情绪不仅会影响康复，还可导致身心疾病。因此，在护理工作中，要根据患者的情绪状态，有针对性的做好心理疏导。利用慢性病患者空闲时间多的特点组织一些活动，如欣赏音乐、看一些积极的娱乐节目、听听广播等，活跃病房生活，转移患者的注意力；善于观察患者细微的病情变化，给予鼓励，介绍治疗成功的案例，增强患者战胜疾病的信心。

（2）尊重老年患者　老年人是特别需要关怀的群体，他们非常在乎别人对待他们的态度，因此要对老年患者表现出略高于他人的尊重。选择合适的称呼，如果不知道可礼貌询问："请问大爷/大伯/老先生怎么称呼您呢？"；多使用敬语，多询问老人的意见和感觉；要细致耐心，动作轻柔；可以加以适度的肢体语言，比如有些老人的听力不好或身体不便，可辅助其完成诊疗；从语言和行动上要尊敬老人，不要将医护人员的意志强加给老年患者，在不违反治疗护理原则的情况下，尽量照顾他们的习惯，使他们有一个良好的心态接受治疗和护理。

（3）细心观察、及时护理　内科疾病病因复杂，病情变化也十分微妙，有些疾病表面上看很平静，但随时都可能发生突变甚至危及生命。因此护士要有高度的责任感、广泛而扎实的理论知识、丰富的临床经验和敏锐的观察力，及时发现问题，进行有针对性的处理，挽救患者生命，满足患者需要，保证患者安全。

（4）做好教育、鼓励参与　对慢性病患者，除提供有关治疗外，要积极做好健康教育工作。向患者介绍疾病发生的原因、目前治疗的方法、有关用药、饮食、锻炼注意的问题，教会患者如何自我检测病情；鼓励患者参与治疗护理的讨论和方案的制定等。这样不仅体现对患者的尊重，而且还能充分调动患者的积极性，增强信心，融洽护患关系，提高护理质量。

### （二）外科护理工作礼仪

**1. 外科护理工作特点**

外科病种多，急诊多，危重患者多，抢救多，术后患者引流管道多，患者病情复杂且病情变化快，治疗护理任务重。外科专业性强，手术是治疗外科疾病的主要方法，由于手术具有创伤性，不论大小都会给患者带来不同程度的影响。外科护士的服务对象分为两部分，一部分是择期手术治疗的患者，另一部分是创伤性急症患者，这部分人病情急、变化快，护理中要求护士观察病情及时、准确、细心，判断迅速，连续性及预见性强。

**2. 外科护理工作礼仪**

（1）术前教育科学合理　恐惧和焦虑是手术前患者普遍存在的心里问题。护士应鼓励患者倾诉自己的担心，耐心解答患者疑虑，根据患者不同的年龄、病情、术式，科学合理地进行术前教育，增加患者的信心和安全感。配合医生对患者及家属进行必要的科普宣传，介绍术后恢复过程、功能锻炼的必要性及方法等，宣传有关成功案例，取得患者的信任和配合。

（2）术后效果及时告知　手术后患者尤其是大手术后的患者，一旦从麻醉中醒来，最希望知道的莫过于术后效果了，因此当患者回到病房，从麻醉中醒来，医护人员应以亲切和善的语言告知患者手术非常成功，请患者安心休养；如果手术效果不理想，也要给患者支持和鼓励，告诉他很坚强，术中配合的很好，请患者继续配合治疗和护理，以获得最佳的治疗效果。

（3）鼓励患者积极面对　有的外科手术可达到比较理想的效果，恢复健康，但也有一部分手术，预后不良甚至带来生理功能缺陷，如胃大部切除术、截肢、直肠癌手术等，术后造成患者躯体残缺，给患者造成巨大的打击，护士应给予同情、关爱和帮助，鼓励他们勇敢面对现实。提供一些治疗方面的积极信息，使患者重燃希望，顺利度过人生的困难时期。

（4）耐心指导、促进康复　术后患者常常出现一些不适症状（如伤口疼痛、腹胀、排尿困难等），应礼貌科学地给患者及家属讲明，让患者认识到术后的恢复需要一个过程以增强患者信心。术后适当的活动对患者的康复是很重要的，如腹部手术后患者适当活动可以促进肠蠕动，加速血液循环利于恢复。护士应耐心指导患者正确的方法，在保证安全的前提下科学合理的运动，促进身体早日康复。

（5）对年轻患者的礼仪技巧　年轻人生病时容易烦躁不安，情绪波动大，易愤怒、沮丧、抑郁。而且年轻患者主动性强，对待年轻患者要注意态度和蔼，口气委婉；举止要落落大方、干脆、自然；语言文明，语气平缓，多用协商口气；以宽容的态度对待年轻患者；分清楚护士和患者的身份，不要搀杂个人问题，尤其是年轻护士，对待异性患者要掌握分寸，不卑不亢，以礼相待。

### （三）妇产科工作礼仪

**1. 妇产科护理工作特点**

妇产科主要包括妇科和产科。妇科住院患者多为需要手术治疗的患者，如子宫切除术、卵巢切除术等，具有外科工作特点。产科主要涉及正常或异常妊娠及分娩者。

患者以青年人为主且都是女性。女性患者感情细腻，对周围事物感知敏锐，反应强烈，情绪不稳定、易波动。

**2. 妇产科护理工作礼仪**

（1）用心营造舒适环境 妇产科病房在设置时应注重营造整洁、温馨的环境，室内布置突出家庭氛围，可通过墙壁的颜色、灯光、壁画和鲜花等来实现，有条件的医院也可播放一些轻松愉悦的音乐，来舒缓患者的情绪，室内经常通风，保持病室安静。

（2）细心观察患者情绪反应 妇科患者心理比较复杂，会因病情不同而有区别，护士要细心观察，给予相应疏导。如患有子宫肌瘤或卵巢肿瘤需手术切除的患者，一般精神压力都比较大，会表现为情绪消沉、顾虑重重，未婚青年考虑术后影响婚姻、生育，已婚已育者会担心术后影响夫妻生活。护士应鼓励患者，使患者认识到身体恢复健康是家庭和事业的根本，今后的路还很长，当务之急是积极治疗，使患者放下思想包袱，迎接挑战。同时也要做好患者家属的思想工作，多关心和开导患者，配合医护人员积极治疗和护理，从而早日恢复健康。

（3）维护隐私、防止伤害 产科未婚先孕女性一般心理自卑、精神苦恼，担心受到歧视，非常希望得到医护人员的理解和同情，同时希望自己的隐私不会外露，她们更需要护士的理解关怀，护士在同她们接触中应以极大的同情心和责任感关怀她们，为其保守秘密，帮助她们树立正确的人生观、价值观，学会爱惜自己。

（4）宣传科学、破除迷信 生宝宝对孕产妇和家属来说是很重要的大事，作为护士应该注意增强服务意识，在语言和举止上表现出对孕、产妇的关怀和重视，如适时的问候，使用恰当的肢体语言等。有机会还可以帮助孕、产妇及家人参加各种类型有关分娩的讲课，提供育儿常识。通过产后健康教育，使产妇及家属正确对待有关产后的各种传统习俗，科学进行产后调养及新生儿护理。

**（四）儿科护理工作礼仪**

**1. 儿科护理工作特点**

儿科接受的患儿主要是从新生儿到14岁这一年龄段的孩子。患儿的特点是好动，模仿力强，有强烈的好奇心等，但由于年龄小，生活自理差，缺乏自控能力。

**2. 儿科护理工作礼仪**

（1）创造温馨舒适的环境 根据孩子的特点，在病房基本布置的基础上，创造适合儿童的温馨环境，如在墙壁上绘制彩色图案、卡通图案，在病房摆放儿童喜爱的装饰物、儿童画等，以增加患儿的亲切感，减少恐惧。

（2）理解患儿、以诚相待 患儿也有丰富的情感，也需要成人的理解和尊重。因此护士在工作中要充分理解患儿，以诚相待；切忌随意哄骗，威胁恐吓，失去患儿信任，从而产生惧怕、躲避等心理。

（3）态度和蔼、积极鼓励 和患儿讲话应少用命令式语气，可与其多交流，增加患儿对自己的信任；制造轻松的气氛，减少患儿对医院的恐惧；多表扬，多鼓励，如"我听说这边病房有一位特勇敢的小伙子（小姑娘），不知道是谁？你能告诉我吗?"、"你真棒！是我见过的最勇敢的小朋友了！"年龄较低的患儿不配合时，可用一些安全的小玩具转移其注意力。

（4）细心观察，慈母之爱　不同年龄的患儿个性差异很大，对疾病感受的表达也不同。护士要多接触患儿，细心观察患儿反应和需要，如婴儿不同的哭声代表了不同的需要，饥饿时哭声婉转、平和，用手触其口周会有觅食反应；疼痛或不舒适时，哭声大而急且表情痛苦。儿科护士应有一颗慈母之心，关怀、爱护、体贴每一位患儿，对他们悉心照料。轻拍、抚摸或搂抱，可使患儿心理上得到安慰，满足"皮肤饥渴"的需要，促进神经系统的发育和免疫功能的提高，产生像在母亲怀中的安全感。

# 实训六　护士工作礼仪训练

【实践情景】为不同患者测量生命体征。

1. 内科　为一位老年慢性病患者测量生命体征。

2. 外科　为一位阑尾切除术后患者测量生命体征。

3. 妇科　为一位刚刚分娩的患者测量生命体征。

4. 儿科　为一位肺炎刚刚入院的患儿测量生命体征。

【方法与过程】

1. 教师讲解，为不同患者测量生命体征中的礼仪要求。

2. 学生根据案例情景分组设计具体实施方法及角色编排。

3. 分组展示。

4. 师生共同评价。

【评价要点】

1. 仪表评价　主要评价护士仪表是否符合要求。

2. 行为评价　主要评价护士言谈、举止是否恰当。

3. 职业情感评价　主要评价护士对患者是否尊重、体贴，是否能及时满足患者需要。

4. 团队精神评价　主要评价小组成员是否主动配合、协作。

5. 创新精神评价　主要评价编排演示是否有新意。

**目标检测**

## 一、填空题

1. 急诊护理工作的特点：＿＿＿＿＿、＿＿＿＿＿、＿＿＿＿＿、＿＿＿＿＿。

2. 术后患者最迫切想要知道的事是：＿＿＿＿＿。

## 二、简答题

1. 门诊护理礼仪的基本要求有哪些？

2．护理操作中护理礼仪的基本要求有哪些？

3．急诊护士应具备哪些素质？

4．急诊护理工作有哪些礼仪要求？

5．如何在不同科室运用护士工作礼仪？

## 三、案例分析题

程某，女，65 岁，脑出血引起偏瘫，现不醒人事，经急诊处理后转入病房。请问如果你是当班护士，应如何接待患者入院？

（王永芳）

# 第八章

## 护理人际沟通的相关理论

1. 掌握护理人际沟通培养方法；沟通的构成要素与基本模式；沟通的特点与功能；人际沟通的影响因素。
2. 理解人际沟通的层次与特征；人际沟通在护理工作中的作用。
3. 了解沟通、人际沟通的含义和类型。

【引导案例】

折纸游戏

第一步：请大家每人拿出一张纸，闭上眼睛，不许说话，按老师指令完成以下操作：

（1）把纸按顺时针方向旋转180°。

（2）把纸对折。

（3）再把纸顺时针方向旋转180°。

（4）把纸对折。

（5）把纸按顺时针方向旋转90°。

（6）在纸的右上角撕去一个1cm左右见方的正方形。

（7）把纸按顺时针方向旋转90°。

（8）在纸的左上角撕去一个1cm左右半径的四分之一圆。

请大家睁开眼睛，把纸展开，相互观察是否相同，如有不同，思考为什么在大家都是认真执行老师指令的前提下，没有达到预期结果？

第二步：大家把眼睛睁开，听老师指令，重复上述1~8的步骤，期间有不明白的可以充分交流，折完把纸打开，观察结果有何不同。

通过练习，使学生体会：

（1）人与人之间的沟通非常重要。

（2）要做到真正的沟通不是想象中那么容易，误解是正常的，理解是宝贵的。

（3）要办好一件事，有关人员之间必须时时保持沟通的状态。

人是社会组成的基本单位，在社会中处世为人，除了具备渊博的知识外，良好的沟通能力必不可少，这既是工作的需要，也是个体生存和成长的需要。美国石油大王洛克菲勒说："假如人际沟通能力是如同糖和咖啡一样的商品，我愿意付出太阳底下最昂贵的价格购买这种能力。"

# 第一节　沟通概述

## 一、沟通的含义与类型

### （一）沟通的含义

对沟通的解释很多，目前没有统一的概念，《辞海》1989 年版的解释为：开沟使两水相通。《左转·哀公九年》："秋，吴城邗，沟通江淮。"后泛指使彼此相通。如：沟通东西文化。沟通可以使人与人之间、组织与组织之间相互影响、达成共识，从而建立起一定的关系，形成友好往来。

### （二）沟通的类型

根据不同的标准可以将沟通划分为不同的类型，常用的分类有：

**1. 根据信息载体不同，沟通可分为言语沟通和非言语沟通**

（1）言语沟通　它是以语言文字为媒介的一种准确、有效、广泛的沟通形式，可以超越时空，既可以记载、研究和撰写人类的历史与现状，也可以将先进的思想和知识与更多的人分享。言语沟通的形式可细分为：口头沟通、书面沟通、电话沟通、网络沟通。口头沟通是面对面的沟通，常见的口头沟通包括：交谈、讨论、会议、演说等。书面沟通指通过文件、报告、书信等形式进行沟通。随着现代通信技术的发展，通过移动电话、可视电话、互联网等形式的沟通越来越广泛地应用到人们的工作和生活中。

> **知识链接**
>
> ### 藏不住心事的齐桓公
>
> 春秋时期，齐桓公与管仲密谋伐卫，议罢回宫，来到其所宠爱的卫姬宫室。卫姬见之，立即下跪，请求齐桓公放过卫国，齐桓公大惊，说："我没有对卫国怎么样啊？"卫姬答道："大王平日下朝，见到我总是和颜悦色，今天见到我就低下头避开我的目光，可见今天朝中所议之事一定与我有关，我一个妇道人家，没什么值得大王和大臣们商议的，所以应该是和我的国家有关吧？"齐桓公听了，沉吟不语，心里决定放弃进攻卫国。
>
> 第二天，与管仲见面后，管仲第一句话就问："大王为何将我们的密意泄露出去？"齐桓公又被吓了一大跳，问道："你怎么知道？"管仲说："您进门时，头是抬起的，走路步子很大，但一见我侍驾，走路的步子立即变小了，头也低下来，您一定是因为宠爱卫姬，与她谈了伐卫之事，莫非您现在改变主意了？"
>
> 请问卫姬和管仲是如何猜透齐桓公的心事？人际交往中有哪些方式可以表达情意？

（2）非言语沟通 它是指不以自然语言为载体而是以人的仪表、服饰、动作、神情等信息作为沟通媒介进行的信息传递。在人际交往中，非言语沟通具有非常重要的地位，它能表达个人内心的真实感受，可表达个人很多难以用语言表达的情感、情绪及感觉。它的主要形式有面部表情、仪表服饰、行为举止、身体接触、人际距离、沟通环境等。非语言行为在沟通中可以起到支持、修饰、替代或否定语言行为的作用。

**2. 根据沟通渠道有无组织系统，可将沟通分为正式沟通和非正式沟通**

正式沟通是组织内依据正规组织程序，按权利等级链进行的沟通，如教授讲课、院长主持院办公会议。非正式沟通指不是按组织结构中的正式沟通渠道和方式进行的信息传递活动。如闲谈、私人聚会等。

**3. 按信息的流向，沟通分为纵向沟通和横向沟通**

（1）纵向沟通 是指团体或组织中在高、中、低各管理结构层次之间进行的信息传递，纵向沟通可进一步分为上行沟通和下行沟通。

上行沟通是指由信息发出者向上级进行的信息传递过程。信息沟通的目的是汇报工作，反应工作中存在的问题或困难，反应职工的意见、情绪等。例如：护士长向护理部做年终工作汇报。

下行沟通是信息发出者以团体或组织中某个层次管理者身份向其下属单位层次进行的信息传递。如医院各级主管向下级分配任务、指挥工作、提出问题等都属于下行沟通。

（2）横向沟通 是指组织结构中同一层次的部门或人员间所进行的信息传递和交流。横向沟通的主要目的是加强组织部门之间彼此了解和协作，提高工作效率。如护理部与医务部、后勤之间的沟通，内科、外科护士长之间的沟通以及同病区护士之间的沟通都属横向沟通。由于有更多的人加入沟通，加快了信息传递的速度，因此横向沟通的速度一般较纵向沟通快。

纵向沟通和横向沟通各有利弊，在具体运用过程中应视信息的重要程度、要求传递信息的速度、信息发出者和信息接收者的时间等因素综合考虑，以保证信息的准确性和实效性，避免信息的阻塞和冲突。

**4. 按信息发送者与接受者的位置是否变换，可分为单向沟通和双向沟通**

（1）单向沟通 是指信息的发送者与接受者之间相对位置不发生变化的沟通，即信息的交流是单向的流动。例如演讲、做报告等都属于单向沟通。单向沟通信息传播广、速度快，但是由于信息的流动是单向的，要增强沟通效果，应注意收集反馈信息或增设反馈渠道。

（2）双向沟通 是指信息的发送者与接收者的位置不断变化的沟通，即信息交流是双向的活动。例如组织间的协

> **知识链接**
>
> **缺少沟通的"来喜"**
>
> 在深圳，有一位老总，40岁时才生了一个儿子，全家为他取名"来喜"。来喜从小过着衣食无忧的生活，要什么就有什么。但是由于父母忙于生意而无暇照顾他，在丰富的物质生活中，来喜变得越来越自闭，几乎不和任何人说话。直到他10岁生日那天，妈妈问他话时才发现，来喜已经不会与人交流了。这下子急坏了全家人，带着他到处求医问药，心理医生的答复是：来喜需要沟通。

商、讨论或是两个人之间的谈心等都属于双向沟通。双向沟通由于沟通双方互为信息的发送者与接收者，沟通内容可以依情境变化而调整，沟通效果明显而直接。

## 二、沟通的构成要素与基本模式

### (一) 沟通的构成要素

一个完整的沟通过程一般由六个基本要素构成：

**1. 信息背景**

即沟通当时的情景，指互动发生的场所或环境，是每个互动过程中的重要因素。包括物理的场所、环境，如公共汽车上、升会的时候等，沟通的时间和每个互动参与者的个人特征，如情绪、经历、知识水平等。

**2. 信息发出者**

是指信息的来源，既可以是个人，也可以是组织。

**3. 信息**

是指信息发出者希望传达的思想、感情、意见和观点等。

**4. 信息接收者**

是指信息传递的对象，既可以是个人，也可以是组织。

**5. 途径**

是指信息由发出者传递到接收者所通过的渠道，这是信息传递的手段。如声音、表情、动作、温湿度等传统手段，还包括音频、视频、动画等现代化手段。这些途径可同时使用，亦可以单独使用。但一般几种同时使用效果优于单纯使用一种。如单纯播放儿歌的音频与幼儿园老师集动作、声音、表情、手势一起配合使用相比，显然后者效果比前者好。

**6. 反馈**

是指信息由接收者返回到信息发出者的过程，即信息接收者对信息发出者的反应。有效及时的反馈是极为重要的。例如，两个人聊天，其中一个人说的兴致盎然，可看对方根本不感兴趣，那么这个人也就没有兴趣继续说下去了，交谈就会中断。所以我们在交流时，要及时反馈，并对对方的反馈加以归纳、整理，再及时地反馈回去。

### (二) 沟通的基本模式

在一定的信息背景下，信息发出者对信息进行分析、整理，通过一定的途径发送出去，信息被接收后，信息接收者根据自己的知识经验进行理解、加工并反馈给信息发出者，信息发出者接收到信息反馈，形成新的信息背景，在新的信息背景下，对新信息进行分析、整理、通过一定的途径发送出去，如此循环形成沟通。

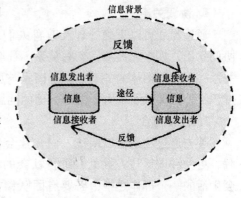

图 8-1 沟通的基本模式

### 三、沟通的特点与功能

#### （一）沟通的特点

**1. 沟通随时随地都会发生**

无论你是否愿意，自觉或不自觉，沟通随时随地都会发生，这是不以人的意志为转移的。即使你没有开口说话，他人也能从你的表情、眼神、动作中了解你的一些心思。人与人在感觉可及的范围内自然发生沟通是任何人都无法阻止的。

**2. 沟通并不都是面对面**

面对面的沟通是最常见的沟通方式，但人们可以通过非面对面的方式进行沟通，如写信、打电话和应用互联网的及时聊天工具等。这种非面对面的沟通，难以捕捉对方的非语言信息，因而得到的信息不够完整和全面。

**3. 沟通应有一定的目标**

双方达成共同的协议，否则就是沟而不通。

**4. 沟通的范围广泛**

沟通的范围大致可分为四个层次：自我沟通、人际沟通、组织沟通和多媒体沟通。

（1）自我沟通也称内向沟通　即信息发送者和信息接受者为同一个行为主体，自行发出信息、自行传递、自我接收和理解。自我沟通是一种自我认识、自我检测、自我感悟的沟通。要说服他人，先要说服自己，通过自我沟通充分地认识自己，分析现状，找出解决问题的有效途径。

（2）人际沟通见本章第二节。

（3）组织沟通　它是在组织结构环境下的知识、信息以及情感的交流过程　目的是影响组织中的每一个人的行为，使之与实现组织的整体目的相符，并最终实现组织目标。

（4）多媒体沟通　它是通过互联网，利用电脑、手机等终端设备收发信息、交流沟通的一种方式，是近几年越来越普及，尤其受年轻人喜爱的沟通方式。

#### （二）沟通的功能

**1. 协调关系**

通过沟通可以正确处理和改善人们社会、生活、工作中的各种关系，起到良好的协调作用，如个人关系、家庭关系、社会成员之间的关系；也可以协调个人与社会的关系，团体与团体的关系，甚至国家与国家之间的关系；还可以协调企业管理、决策过程、公共关系及个人形象等方面的问题。

**2. 社会整合**

首先通过沟通可以调整人们在社会各种关系中的角色定位，增进对不同人群的了解，更为和谐地与人共处，维护社会的稳定，起到社会整合的作用。其次，个人在社会生活的一个群体之中，需要有团队精神，与别人的合作交流是必要的，尤其是我国的独生子女，在与人合作、交流方面更需要提高，所以我们要提高沟通技巧。

**3. 获得信息**

通过沟通可以收集，存储，整理新闻、数据、事实、意见、评论等信息，从而获得更多的情报；可以掌握其他人对某事的了解程度或看法，收集更多的观点，有更多的依据，及时对周围环境、事实情况或预测做出反应、判断和决定。

**4. 教育学习**

通过沟通能够促进人们相互学习，互补知识的不足和对事物的看法；促进智力的发展，培养优良品格，增加向他人学习的机会。培养以多种方式和观点分析问题的思维方式。

**5. 澄清事实**

人与人之间通过沟通可以澄清不同的观点、误解，避免相互间猜疑，避免第三方挑拨，核实"小道消息"，使人们达成一致的意见。

**6. 管理功能**

著名组织管理学家巴纳德说："沟通是一个把组织的成员联系在一起，以实现共同目标的手段。"有关研究表明：管理中70%的错误是由不善于沟通造成的，管理离不开沟通，沟通渗透于管理的各个方面。

**知识链接**

1. 美国普林斯顿大学曾对1万份人事档案进行分析，结果发现，"智慧"、"专业技术"和"经验"只占成功的25%，其余75%决定于良好的人际沟通。

2. 哈佛大学就业指导小组1995年调查结果显示，在500名被解雇的男女中，因人际沟通不良而导致工作不称职者占82%。

3. 据1995年英文版《工商管理硕士就业指南》所载，经过对全球近千家企业的调查分析，在10项MBA才能指标中，最为重要的3种能力是分析判断能力、商业经营思想、良好的沟通能力。

4. 日本企业之神、著名国际化电器企业松下电器公司的创始人松下幸之助有句名言："伟大的事业需要一颗真诚的心与人沟通。"松下幸之助正是凭借其良好的人际沟通艺术，驾轻就熟于不同职业、身份、地位的客户之中，赢得了他人的信赖、尊重与敬仰，使松下电器成为全球电器行业的巨子。

# 第二节　人际沟通理论

## 一、人际沟通的含义与类型

《辞海》1989年版的解释为：人际沟通指个人之间的信息交流过程，往往是直接的、面对面的信息交流。在社会心理学中一般把人际沟通区分为两类：言语沟通和非言语沟通。言语沟通是利用言语交流信息，对人来说这是沟通的主要形式；非语言沟通包括目光接触、面部表情、身体运动和姿势、人际距离、接触等。言语沟通和非言语沟通各有其重要性，在不同场合分别起主导作用。

## 二、人际沟通的层次与特征

鲍威尔（Powell）认为，沟通可以大致分为五个层次：一般性的交谈、陈述事实的沟通、分享个人的想法和判断、分享感觉和沟通的高峰。这五种沟通层次的主要差别在于一个人希望把他真正的感觉与别人分享的程度，而与别人分享感觉的程度又直接与彼此的信任度有关，信任度越高，彼此分享感觉的程度就越高；反之，信任度越低，彼此分享感觉的程度就越低。

### （一）一般性交谈

这种沟通方式只表达表面的、肤浅的、社会应酬性的话题，如：您好吗？我很好、谢谢等。特征：没有牵扯到感情的投入，不需要事先的准备。这种沟通会使双方觉得"安全"，因为不需要思考和事先准备，精神压力小，而且还可避免发生一些不期望发生的场面。一般多用于护士与患者第一次见面时的寒暄，在开始时使用有助于打开局面和建立信任关系，但护患双方不能长时间停留在这个层次，否则影响患者资料的收集和护理计划的实施。

### （二）陈述事实的沟通

这是一种只罗列客观事实的说话方式。特征：不加入个人意见或牵扯人与人之间的关系，只陈述客观事实。此类沟通是护士与患者在工作关系时常用的沟通方式。例如，护士与患者初次见面时进行自我介绍，介绍环境，指导患者留取标本，亦或是患者向护士陈述自己的不适等。

### （三）分享个人的想法和判断

这是比陈述事实又高一层次的沟通。当一个人开始使用这种层次的沟通方式时，说明他已经对你有了一定的信任感。特征：说出自己对某件事的想法和判断，并希望与对方分享。例如，患者有时可能会向护士提出自己对治疗上的一些想法和要求，护士应尽力满足，不能满足的应耐心解释，而不能断然否定或嘲笑患者，否则，患者将不再信任你，甚至会隐瞒自己的真实想法，影响今后的沟通质量。

### （四）分享感觉

这种沟通方式较难实现，只有相互信任，有了安全感的时候才容易做到，才会愿意告诉对方自己的信念以及对过去或现在一些事件的反应。特征：双方高度信任，一方和另一方就某件事或某一时期的感受共同分享。这样的分享是有建设性的，而且是健康的。所以，护士应以真诚的态度和正确的移情来帮助患者建立信任感和安全感。

### （五）沟通的高峰

指互动双方达到了一种短暂的，"一致性"的感觉，或者不用对方说话就知道对方的体验和感受。特征：双方思想、情感高度一致，产生了共鸣。这是沟通交流所达到的最理想境界，很少有人能达到这一层次，维持的时间也不会太长。

在护士和患者的沟通中，以上五种方式都有可能发生，在沟通过程中要顺其自然地使用沟通交流的方式，不要强迫非拘泥于某种方式，生搬硬套地按五种层次顺序进行，要自然、诚恳、坦然。为了避免护士因为本身行为不当而造成护患双方沟通不良，护士要经常评估自己的沟通方式，争取很快地取得患者的信任，达到高层次的沟通。

**人际沟通与大众传媒**

透过大众传媒（尤其是电视），美国仿佛近在咫尺，天涯若比邻，我们却可能不知道公寓大楼隔壁住的是谁，反而比邻若天涯。现代人们生活、工作的节奏加快，人们的生活空间较小，忙着保护自己的隐私和空间，往往刻意和隔壁上下左右的人保持距离。大众传媒给我们一种天涯若比邻的感觉，把世界上很遥远的事情都拉到客厅来，却又让人与人的来往变得比较疏远。人们宁可天天从电视了解遥远的地方发生了什么事，却懒得与隔壁邻居打交道，人际沟通与大众传播之间表现出很多的矛盾。

——李金铨先生语（美国明尼苏达大学新闻与大众传播学院教授）

## 三、人际沟通的影响因素

人与人之间的沟通常受到多种因素的影响和干扰，这些因素对沟通过程的质量、清晰度、准确性有着重大影响，概括起来主要有两大类：

### （一）个人方面的因素

**1. 情绪与身体因素**

如果双方的情绪都很好，那么他们的交流会很愉快、顺利；如果患者生气、焦虑、紧张和悲伤，那么沟通可能达不到预期的目的；如果一方疲倦、疼痛、言语障碍、身体不适等，也可能影响信息的传递和接收。护士要学会控制自己的情绪，在恰当的时候为患者提供最佳的护理。

**2. 个性心理特征**

性格热情、爽朗、善解人意的人易于与他人沟通；性格孤僻、内向、固执、冷漠、拘谨、狭隘、以自我为中心的人，很难与人沟通。两个性格都很独立、主观性又很强的人，往往不易建立和谐的沟通关系，甚至会发生矛盾冲突。独立型性格的人与顺从型性格的人相互沟通，可"性格互补"而建立良好的沟通关系。

**3. 沟通方式**

如在沟通过程中，一方因没有耐心听另一方的讲话内容而突然改变话题，常会中断对方说出真实想法；在沟通中催促对方，没有给对方留出思考的机会就着急地催促对方回答问题，让对方感觉你很不耐烦；在沟通过程中主观武断，不等对方将信息表达完整就作出主观判断或下结论，会使对方感到你对这件事情很不重视而敷衍了事；也有在沟通的过程中出现虚假和不当安慰，使对方感到你很虚伪和不负责任，如癌症患者晚期情绪低落、丧失信心、烦躁不安，而护士却安慰说："没问题，你的病一定能治好。"这只能让患者和家属感到这个护士不负责任。

**4. 感知因素**

感知是一个人对待发生于周围事件的观点。双方感知不同，看待事物的观点也不同，双方持不同的观点，交流则不能达到统一。

### 5. 价值观

人对事物重要性的看法，决定着他对某事的态度和处理的方式。例如：医生虽然知道吸烟的危害性，但仍有很多医生吸烟，这是因为价值观念，他们认为吸烟虽然可能会少活几年，但吸烟让他们更快乐。

### 6. 听、说、看和理解的能力

由于生长发育的影响，小儿理解力差，老人反应慢；生理缺陷，如唇裂、口吃所造成的发音不清楚；用药所导致的意识障碍；先天的聋哑人、盲人；其他牙齿、口腔疾病、异味等原因，皆可能影响沟通和交流。

### 7. 性别

现代研究表明，男人和女人交流的风格是有差异的。女孩从 3 岁开始，语言表达能力就比较强，从幼儿园回来可以讲一些学来的故事和有趣的事，而男孩则用语言在群体中占有地位和威信。

### 8. 知识水平

知识渊博的人，可以给人以信息，容易与人交流。如果语言贫乏，2~3 分钟寒暄过后，就没有什么可说的了，那么沟通就无法继续。

### 9. 角色与关系

角色与关系也影响交流，例如，同学之间说话可以很随便，互相打闹嬉戏毫无顾忌，但师生关系就不一样，师道尊严，使得学生在老师面前恭恭敬敬。同样下级与上级和同事与同事之间的交流也是不一样的。

以上个人方面的因素可能会限制一个人在沟通中的感受，从而使信息在交流过程中有可能被扭曲或改变，影响信息传递的清晰度和正确性。

## （二）环境方面的因素

### 1. 物理环境

（1）噪声　安静的环境会使沟通更有效，所以护士在与患者进行交流前一定要排除一切噪声源，安排好交谈环境，关上广播、电视以免分散注意力，为护患双方创造一个安静的环境以增加交流的效果。

（2）隐秘性　在护患沟通中，可能会涉及患者的一些隐私，讲述时不希望被其他人听见，比如同室病友、家属等，护士应考虑到环境的隐秘性是否良好。条件允许时，最好选择无人打搅的房间，或请其他人暂时离开，或是注意说话声音的大小，以解除患者的顾虑。

（3）距离　在社会交往中，人们无意识或有意识地保持一定的距离，当个人的空间与领地受到限制和威胁时，人们会产生防御性反应，从而减低交流的有效性。

人际间交往的距离大致可以分为四种：

（1）亲密距离　双方距离在 0.5m 以内，例如：好朋友之间、恋人之间、家人之间的距离。护士为患者查体，进行护理操作时的距离也属于亲密距离。如果患者没有思想准备时护士便开始操作，会引起患者某种程度上的不适，因此在进行护理操作之前应向患者解释，得到允许后再开始。

（2）社交距离　指交流双方相距在 0.5~1.5m 之间，是人与人之间交流的安全距离,医院病床之间的距离都保持在 1m 以上，使大家都有安全感。护患之间保持这种距离能使双方都感到舒适自然。

（3）礼仪距离　指交流双方相距在 1.5~3m 间，是一般的交往活动中双方保持的距离，交往双方既不亲密也不接近，始终保持一定的距离，如上下级之间。护士与患者一般的交往可以保持这种距离，如护士通知患者做好进餐准备、输液准备等。

（4）公众距离　指交流双方相距在 3m 以上，是两个或两个以上的陌生人在交往活动中所保持的相互间客观距离，例如演讲、做报告等。护士在与患者交往时，要采取合适的距离，既让患者感到有亲切感，又不对其造成心理压力，根据与患者交流的情况适当调整。

（5）建筑设计　目前医院里的护士站都是开放的，而一些新建医院的病房，环绕护士站呈放射状分布，更有利于护患间的沟通交流。

**2. 社会环境**

种族、文化、职业、社会地位等不同，常常造成人们认识上的不一致，导致交流障碍。不同阶层、所熟悉的领域不同，共同语言较少，沟通的范围也会受到影响。所以护士的学问兴趣要广泛，根据不同的患者，采用不同的方式进行沟通。

沟通中护士要尽量消除各种影响因素，恰当使用沟通技巧，促进护患沟通顺利进行。

# 第三节　护理工作中的人际沟通

从古至今，凡成就大业者没有一个不是善于处理人际关系的，现代社会是一个信息社会，良好人际关系的维系需要及时有效的沟通。护士在医院这个特定的环境中，由于医学的特殊性，必然要和许多人及相关科室产生各种各样的联系，良好的人际沟通能力是当今护理工作者必须具备的基本能力。有报道：临床上 80% 的护理纠纷是由于沟通不良或沟通障碍导致的；30% 的护士不知道或不完全知道如何根据不同的情绪采用不同的沟通技巧；83.3% 的护士对沟通方式基本不了解；33.3% 的护士认为对患者及家属提出的不合理要求应不加理睬。另有研究发现，77.78% 的患者希望每天与护士交谈 1 次。由此可见，目前护士的沟通能力与患者的沟通需求还远远不相适应，相当一部分护士缺乏沟通的理念、知识和技巧。

## 一、人际沟通在护理工作中的作用

### （一）可以融洽护士在工作中的各种关系

人际沟通是人与人之间情感连接的主要桥梁，在建立和维持人际关系中具有重要作用。在护理工作中，无论是护患关系的建立，还是医护关系、护际关系的发展，均依赖于有效的人际沟通。

### （二）可以有效减少护患纠纷

在临床护理工作中，许多纠纷发生均与护患沟通障碍有着直接或间接的关系。据调查，临床上 80% 的护理纠纷是由于沟通不良或沟通障碍导致的。许多患者对医疗服务不满意，在很大程度上不是疾病没有医治好，而是感觉在整个医治过程中医务人员与其沟通交流太少，而真正属于护理差错的纠纷却微乎其微。护士和患者之间良好的沟通能缩短护患间的心理差距，使护患间多一份真诚，少一些猜疑，缩短护患间的认知差距，增加患者对护理工作的理解和信任，进一步完善护患关系，提高护理质量。

### （三）有利于整体护理的开展

护士和患者之间良好有效的沟通，双方都可以获得重要的信息。一方面护士可以更加及时地了解患者需要，获得患者全面的健康信息，并以此为依据，制定护理计划，实施整体护理；另一方面，护士通过与患者有效沟通，可以帮助患者掌握相关的健康知识，正确对待健康问题和疾病，建立健康的生活方式，患者也可以向医护人员倾诉，以保持心理平衡，促进身心健康。

## 二、护士人际沟通能力的培养

人际沟通能力不是先天具备的，护士人际沟通能力的培养，需要护士尤其是年轻护士树立正确的观念，认真学习相关理论和技巧，并在工作实践中不断总结改进，逐步提高。

### （一）加强职业道德培训，树立"以人为本"的服务理念

随着现代护理学的发展，"以人为本"的服务理念对护理的发展影响越来越深。在护理过程中，患者不仅希望从护士那里得到技术服务和生活照护，还希望得到尊重和爱护，获得精神支持和心理安慰。护士工作中应树立"以人为本"的服务理念，注重对患者的人文关怀，优化护患关系，提高服务品质，以满足患者日益增长的自我保健和安全意识的需要。

### （二）开展人际沟通相关知识培训，提高护士人际沟通理论水平

南丁格尔曾说："要使千差万别的人能达到治愈和康复，这本身就是精细的艺术，沟通技巧至关重要。"护患沟通是护理专业知识和能力培养的重要组成部分。为适应科学技术的飞速发展和护理事业发展需要，医学院校增设护理人际沟通课程，医院开展各种形式的人际沟通教育培训，通过多种教育形式，使护士在提高专业知识的基础上，提高人际沟通知识的理解和运用能力，进而提高护士的沟通能力和整体素质。

### （三）在实践中提高护士沟通能力

人际关系和谐的关键在于沟通，要提高护士沟通技能，在实践中的培养是关键。护士人际沟通能力的培养应贯穿于各个护理环节之中，在工作中注重语言修养，同时调整自己的姿态、表情、手势等，多向他人征求意见，收集反馈资料，不断总结，虚心吸取，使人际沟通能力在工作实践中逐步得到提高。

### （四）建立护患沟通制度

护士的沟通能力直接影响护理质量，建立护患沟通制度不仅规范护患沟通有关的权利、责任和义务，而且也是在护理活动中实现护理目标的重要保证。该制度以护患沟通的优劣作为考核业绩的重要依据，并且履行岗位责任制和责任追究制。建立护患沟通组织，实行护士长负责制，督促检查护患沟通的落实。

总之，加强护士人际沟通能力培养，构建和谐护患关系，以适应现代护理发展，促进社会和谐发展。

# 目标检测

## 一、填空题

1. 根据信息载体不同，可将沟通分为_____、_____。

2. 沟通构成的六要素是_____、_____、_____、_____、_____、_____。

3. 沟通的功能有_____、_____、_____、_____、_____、_____。

## 二、选择题

1. 一个完整的沟通过程包括（    ）

　　A. 信息发送、接收　　　　　　B. 信息发送、反馈

　　C. 信息发送、接收、反馈　　　D. 信息接受、反馈

2. 上下级之间的交往，双方一般保持的距离在（    ）

　　A.0.5m 以内　　　　　　　　B.0.5～1.5m

　　C.1.5～3m　　　　　　　　　D.3m 以上

3. 下列哪项不属于沟通的特点（    ）

　　A. 沟通随时随地都会发生

　　B. 沟通的效果不以人的意志为转移

　　C. 沟通不都是面对面的

　　D. 沟通双方应有一定的目标，达成共同的协议

## 三、简答题

1. 举例说明人际沟通的影响因素。

2. 说出人际沟通在护理工作中的作用。

3. 如何提高护士的人际沟通能力。

## 四、目标检测

1. 你刚进入新单位，同事对你冷淡，而且对你不信任，大家工作热情也不高，你怎么办？

2. 如果你刚参加工作，你的能力和学历都很不错，但是有一个老同志仗着自己资历老，对你很不服气，对于你的工作也常常不予配合，对此你怎么办？

## 五、病例分析题

患者方先生，因饮食不当导致急性胃肠炎，由家人陪同到医院看病。就诊时忽然感到一阵恶心，想去洗手间，但刚到走廊上便忍不住大口呕吐起来，护士小马见此情景马上走了过去……请问如果你是护士小马，接下来你该怎样做？

### 六、角色扮演

护士小林为患者张大伯输液时，未能一针见血，患者感觉很痛，护士责怪患者的血管太滑，不好穿刺。患者很不高兴，对护士说，别的护士都是一针见血，就她不行。护士没有检讨自己的技术不过硬，而是怪自己倒霉，碰上了这么个患者，惹的患者很生气。

【步骤】

1．学生分成若干个小组，设计情节。

2．每组推荐两名同学，分组上台表演。

3．讨论：将学生重新分成 4～6 人一组，每组选出一名记录者，分组讨论并做好记录。

（1）哪几组表演的护患沟通是成功的，说明理由。

（2）哪几组表演的护患沟通不成功或是不足，说出不成功的原因或不足之处。

（3）如果你是护士小林，你会怎样对待患者？

4．分组发言，指导教师总结。

（王永芳）

# 护理工作中的关系沟通

1. 掌握护患关系的概念；护患关系的基本模式与内容；患者的角色特征与行为适应；护患关系的影响因素；医护关系中的影响因素。
2. 熟悉护患关系的性质和特点；护患关系的发展过程；护士在与患者家属沟通中的角色作用；护士的角色功能。
3. 了解患者家属的角色特征；护士与患者家属的关系冲突；护际之间的关系沟通；护士与其他健康工作者之间的关系沟通策略。

【引导案例】

护士小王在路上和行人发生了争吵，到医院时未消气。正好遇到一位心脏病患者病情好转正准备出院，但是家属买来了许多药，患者认为身体已经康复，便问护士小王还需不需要用这些药。小王板着脸说："你用不用药关我什么事？"患者着急地说："你说话咋这么难听啊？"小李也气冲冲地说："什么话好听？唱歌好听，要我唱给你听？"患者当时就气得脸色发白，回到病房便躺在床上，病情急剧恶化，经抢救无效死亡。

请问：在临床护理工作中，护士应怎样与患者进行沟通呢？假如你是案例中的护士，你会怎样做呢？

在护理工作中，护士需要和与工作相联系的各种人（包括患者、患者家属、医院同事等）进行沟通，这些关系的沟通不仅受到关系中每个人所承担角色的影响，也受到对各自角色期望的影响。因此，处理好护理工作中的关系，特别是处理好护士与患者的关系，将有利于提高护理工作的质量和效率。

## 第一节　患者的关系沟通

[案例]

实习护士小李来到医院实习四个月了，前天刚从妇产科轮转到内科。今天，带教护士安排她去给12床患者老陈输液。她一个人先来到病房，打算先做好输液准备等待带教护士来了再开始操作。当她带着输液所需用物来到 12 床时，患者老陈见她是新来的实习生，就对她说："我的血管不好找，你肯定不行的，快去叫你的老师来打吧！"

请问：在这种情况下实习护士小李该如何和患者老陈进行沟通呢？

护患关系是护士和患者通过护理活动建立起来的一种特殊的人际关系。这种关系的实质是帮助与被帮助的关系，即护士与患者通过特定的护理活动形成的专业性人际关系，它是最重要的护理人际关系。

## 一、护患关系的性质和特点

护患关系属于人际关系中的帮助性类型，不仅具有一般人际关系的特点，还具有其独特的性质和特点。

### （一）护患关系是帮助系统与被帮助系统的关系

护患关系的帮助系统包括医生、护士及其他工作人员等，他们用所学技术为患者提供帮助；护患关系的被帮助系统包括患者和患者的家属朋友等，他们是需要得到医疗护理服务接受帮助的人。护士通过为患者提供帮助从而履行帮助系统的职责，而患者通过接受医务人员的帮助从而体现了被帮助系统的需要，护患之间通过患者寻求帮助和护士提供帮助形成特殊的人际关系。

### （二）护患关系是专业性的人际关系

护士通过提供护理服务满足患者的需要，这是护患关系与一般人际关系相区别的重要内容，从而形成了护患之间的专业性人际关系。患者到医院接受治疗和护理，而护士掌握着患者需要的医学知识和技能，护士应认真履行职责为患者提供帮助，患者的需要和护士满足需要构成了护患关系的基础，使双方形成了专业性的人际关系。

### （三）护士承担护患关系后果的主要责任

患者由于患病来到医院就医，处于被动接受帮助的位置，而护士则是提供帮助者，处于主动位置，是护患关系的主要方，因此护患关系的后果大部分是由护士的行为决定的，应对护患关系的后果承担主要责任。如果护患之间产生矛盾，在大多数情况下护士应承担主要责任。

### （四）护患关系间的相互影响是不对等的

护患关系是由于患者治疗需要进行护理而形成的，在这种关系中患者需要护士的帮助，护士就是患者的保护者和照顾者，这与其他人际关系中双方相互依赖的特点不同。这就决定了在护患关系中主要是患者接受护士的影响。但这一切都必须以维护患者的利益为前提。

### （五）护患关系是一种治疗性的关系

治疗性关系是护患关系职业活动的体现，是一种有明确目标、需要认真谨慎执行的关系。护士作为一名提供帮助的人，有责任使护理活动起到积极的治疗作用，从而使护患关系成为一种治疗性的关系。护患之间应建立良好的治疗性关系，这样能有效地减轻或消除由于疾病、诊疗和护理等对患者形成的压力，有利于患者身体的康复。

## 二、护士的角色功能

角色又称社会角色，是人们在现实生活中所处的社会地位及相对应的权利、义务和行为规范等。护士角色是指从事护理工作的人员所应具有的角色人格和职业行为模式，体现了社会对护士行为的期望。随着护理科学的不断发展，护士角色功能已由传统的护士角色向现代护士角色转变。护士角色曾经历过以下三个历史演变。

### （一）历史上的护士角色

母亲的温暖形象是最初的护士角色，护士像母亲一般细致周到地照顾患者的日常生活。在中世纪，由于受宗教的影响，欧洲许多教会开始设置医院，由修女、教徒等担任事医疗护理工作，护士也被披上了宗教的外衣。到了 16～19 世纪，这是护理史上的黑暗时期，由于当时患病被认为是一种惩罚，所以没人愿意去照顾患病的"罪人"，往往由出身卑贱、品德不好的女性或罪犯来担任护理工作，而护士因为社会地位低贱、收入微薄，被称为"仆人"。

### （二）南丁格尔塑造的近代护士角色

南丁格尔 1860 年建立了世界上第一所护士学校，这标志着护理专业的正式形成，从此有了明确的护理人才培养目标，护士的角色逐渐高大，因此获得了社会的认可。南丁格尔曾说："从事护理工作要有高尚的品格、相当的专业知识、专门的操作技能等条件。"南丁格尔塑造的这一时期护士，是拥有高尚的品德和一定的心理学知识，能够积极去满足患者需要，属于专门学科的人类健康使者。

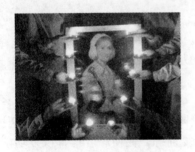

图 9－1 南丁格尔女士

**知识链接**

护士的工作对象不是冷冰冰的石块、木头和纸片，而是有热血和生命的人类！

——南丁格尔（英）

### （三）现代护士的角色

随着近年来护理教育层次的不断提高和护理人才培养目标的不断发展，护士的知识结构不断扩展，现代护士的角色特征更加鲜明和丰富，不仅是结构合理的知识型人才，还是协调医院各方面关系的管理型人才，也是在护理领域中开拓创新的研究型人才以及发展护理事业的专家型人才。现代护士的角色功能主要包括以下八个方面：

**1. 照顾者**

这是护士最基本、最重要的角色，临床护理工作中照顾患者是护士的基本职责，当人们因患病不能照顾自己时，护士要像母亲照顾孩子一样为患者提供各种护理照顾，从而帮助患者满足呼吸、饮食、休息、卫生及心理等各方面的需要，并尽量避免对患者造成受到伤害。

**2. 计划者**

护士应用所学护理专业知识和技能以及准确的判断，认真地为患者制定一个能促进患者早日康复的系统全面的整体护理计划，所以要求护士具有沉着冷静的判断力、敏捷的观察力和果断的决策力。

### 3. 管理者

现代护士必须具有一定的管理能力，能对日常护理工作做好合理的安排，使医疗资源得到合理的分配，提高护理工作效率，为患者提供高质量的服务。同时作为医院一份子的护士还需要协助医院其他管理人员共同完成对医院的管理。

### 4. 教育者

护士的教育者角色主要包括两个方面：一是对患者进行健康知识的教育和指导，提供相关医学信息，帮助人们改善一些不健康的认识和不健康的行为；二是对实习护士以及新护士的教育培养，使她们快速成长，尽快走上护理工作岗位，不断促进护理事业的发展。

### 5. 协调者

护理工作的特点要求护士必须与患者及其家属密切协作，这样才能帮助患者早日康复。为了更好地协调各项资源与设施，护士在工作中还要与其他医务人员紧密联系，使患者的诊断、治疗和护理工作等能顺利进行，从而保证患者得到最好的治疗与护理服务。

### 6. 患者代言人

每一位护士都必须铭记南丁格尔誓言，做患者利益的忠实代言人。护士不能损害或侵犯患者的权利，因为维护患者的权利是护士的义务。同时护士还必须考虑促进全民健康的因素，并及时将相关资料提供给医院或卫生部门作参考，所以此时的护士又成为维护全民健康利益的代言人。

### 7. 研究者

护理科研工作是护理事业发展的重要内容，每位护士在做好护理工作的同时，都要积极开展护理科研工作，并将科研成果推广应用，从而不断提高护理质量，使护理的理论水平和实践能力更上一层楼。

### 8. 复健者

护士用所学的专业知识和技能协助并训练功能受限的患者，使患者在特殊的情况下仍然能发挥出身体最大的潜能，不断加强患者的康复训练，促使患者早日恢复功能，步入正常的生活轨道。

### 知识链接

#### 《挂点滴》

有一次，我跟黎明大姐一起在急诊值班，夜里收治了一位醉酒者。当时，醉酒者正借着酒性发疯，不但不配合治疗，还毫无顾忌地说脏话，甚至动手砸烂急诊室的抢救物品，追着医生护士破口大骂。一旁的我真有些看不惯患者的蛮横无理，恨不得冲上前去骂他几句才解恨。但是，黎明大姐始终面带微笑对待患者，不厌其烦地解释病情，并耐心地为他挂上点滴。当黎明大姐完成手头工作，患者稍稍平静之后，我急不可待地追问她："刚才患者那样辱骂我们，你怎么还给他做治疗？"大姐笑着说："因为他是我们的患者，而且还是非常特殊的患者，就算有再大的委屈，我们也只能放在心里。"（摘自《健康报网》2009 年 6 月 19 日）

### 三、患者的角色特征与行为适应

患者一般是指患有疾病、忍受病魔痛苦的人，而在现代医学模式下，护士的护理对象不仅仅是患有疾病的人，还包括需要提供健康咨询和卫生保健服务的人，目前我国的护理对象主要还是指身患疾病的人。

#### （一）患者的角色特征

每个人患病后都会从以前的社会角色进入到患者角色。患者角色是人们在患病时的权利、义务和行为规范的总和。美国著名的社会学家 T. Parsons 将患者角色特征概括为四个方面：

**1. 原有社会角色能力的减轻或免除**

当一个人患病进入患者角色后，就应适当减轻或免除患者在患病前社会角色所承担的责任和义务。患者原有角色能力的减轻或免除必须依据患者的病情、责任心以及家属的帮助等来决定，而医生的诊断证明是患者角色的合法依据。

**2. 自控能力下降**

由于疾病给患者带来身体和心理的双重压力，所以患者身边的人对患者的各种行为都会给予非常多的关心和爱护，将其作为自己的保护对象，而患者由于在患病状态下身心严重失衡、情绪不稳定、意志力不坚定等，也容易对医护人员和家属产生强烈的依赖，使患者的自调控能力下降。

**3. 渴望得到帮助的愿望增强**

人们在身患疾病时都希望得到他人的关心和帮助，这些帮助包括患者获得的来自医护人员专业技能上的帮助和来自亲人朋友情感上的支持。并且患者会产生较强的合作欲望，希望得到他人的帮助创造一个有利于自己康复的人际氛围，从而使自己早日恢复健康。

**4. 康复愿望增强**

患者一般都具有较强的康复愿望，会积极配合医护人员的治疗护理工作，以加快自己的康复进程。患者会根据自己对病情的了解程度去选择适合自己的治疗方法和康复途径等，但是患者采取的方法或途径与病情相悖时，就会影响患者的康复，甚至给患者带来更多的痛苦。

#### （二）患者角色行为适应

患者角色行为适应是指医护人员希望患者在患病期间能表现出的最有利于疾病恢复的最佳行为。但不是所有的患者角色行为适应都能达到医护人员的要求。患者在这个过程中常常会出现一些行为和心理方面的变化，这些行为变化主要包括以下四种类型：

**1. 角色行为强化**

指患者面对自己所患疾病而产生的一种心理反应过度的角色行为。这种过度的心理反应使患者容易夸大疾病的后果，进而过于依赖医护人员和家属的照顾，从而失去对抗病魔的主观能动性。同时对身体的恢复情况患得患失，缺乏足够的信心。

**2. 角色行为缺如**

指患者自认为身体健康或对自身所患疾病的严重性认识不深，不愿进入患者角色的行为。这种情况多发生在疾病初始状态或疾病突然加重或恶化时。这时由于患者对病情的暂时缓和感觉良好，容易忽略疾病的严重性以及可能造成的严重后果，甚至还怀疑医生的诊治，从而延误最佳的就诊和治疗时机。

**3. 角色行为冲突**

指患者在适应患者角色的过程中，与患病前的各种社会角色发生心理冲突而引起的行为变化。这时患者会有强烈的挫败感，心情烦躁不安、茫然或悲伤等，会影响患者对角色行为的适应以及疾病的治疗与恢复。

**4. 角色行为消退**

指患者不能或不想承担由于患病所造成的一些负面影响和不良后果从而产生的角色行为。如果患者有条件能及时地确定所患疾病，却因种种原因而隐瞒自己的病情，这样会影响患者的治疗效果和康复进程。

## 四、护患关系的基本模式与内容

### （一）护患关系的基本模式

护患关系是护理工作中最主要的关系，根据美国学者萨奇和霍尔德的观点，将护患关系分为三种基本模式。

**1. 主动－被动型模式**

主动－被动型模式是一种传统的纯护理型的护患关系模式。特点是在整个护理过程中护士处于主导地位，患者不能发表意见，调动不出患者的积极性。这种模式仅强调护士的权威性，却不重视发挥患者的主观能动性。该模式一般适用于婴幼儿或处于意识丧失、病情危重、休克、全麻等情况的患者。

**2. 指导－合作型**

指导－合作型模式是一种由护士指导、患者适当协作的模式。特点是护患双方在护理活动中都具有主动性，其中以执行护士的意志为主，患者可以向护士提供有关自己病情的信息，同时也可提出自己的要求和意见。该模式一般适用于头脑清醒的、急性、病情较严重的患者。

**3. 共同参与型模式**

共同参与型模式是一种新型的平等合作的模式，特点是护患双方具有同等的权利，双方共同参与护理措施的制定和实施，体现了护患双方积极的双向作用。这种护患关系模式与前两种模式有着本质的区别，是一种较为理想的护患关系。该模式一般适用于患慢性疾病及恢复期并具有一定文化素养的患者。

所以护士在临床护理工作中应根据患者的具体情况，选择最为恰当的护患关系模式。

**想一想**

一位胃癌早期患者在家属的陪同下第一次来到病房，住院接受治疗，护士应该怎样迎接他呢？

**（二）护患关系的基本内容**

护患关系包括技术性关系和非技术性关系两个方面。

**1. 技术性关系**

指护士和患者双方在护理活动中通过护理技术所建立起来的行为关系。护理是连接护患双方的桥梁，患者需要进行护理，而护士则掌握着相应的护理技术，能够满足患者的需求。如果护士没有这种技术基础，护患关系也就不复存在，所以实施护理技术活动是非技术性关系的基础。

**2. 非技术性关系**

指护士和患者双方由于受到社会、文化、心理、经济等多个因素的影响，从而在实施护理技术活动中逐步形成了道德、利益、法律、价值等关系，这些关系被称为非技术性关系，它对技术性关系起着强化和补充的作用，其中道德关系是最重要的关系。因为护士和患者双方地位、环境、利益、文化等不尽相同，在护理活动中很容易产生一些矛盾冲突，所以护患双方都要遵守道德规范。

## 五、护患关系的发展过程与影响因素

从患者入院或护士开始接触患者，到患者恢复健康出院，这一时期护患关系的发展过程可分为三个阶段：

**（一）观察熟悉期**

这一阶段是建立良好护患关系的关键时期。护士要通过亲切温和的态度、端庄的仪表、热情的语言，快速获得患者的信任和好感。在这一阶段，护士要主动向患者介绍自己的姓名、职务、工作职责等，并简要告诉患者及其家属关于医院的一些规章制度等，使患者很快熟悉了解自己，为顺利开展下一步护理工作奠定良好的基础。

**（二）合作信任期**

这一阶段是护士完成各项工作任务，患者安心接受护理服务的主要阶段，也是护患关系中最重要的阶段。在这一阶段，护患关系可能会发生变化，彼此可能会发生一些争执或不愉快等，当发生这些情况时，护士必须高度重视并及时改进护理工作中的不足，从而建立和谐的护患关系。

**（三）终止评价期**

这一阶段由于患者病情好转或身体基本恢复健康，护理目标已经完成，护患关系也将进入结束阶段。护士要提前做好患者出院前的准备，写好出院总结。同时还要注意观察患者的病情，及时发现和处理好护患关系中出现的问题，以免造成不良后果。

## 六、影响护患关系的因素

由于护士与患者接触机会多，发生冲突的可能性也最大。因此，要认真分析影响护患关系的原因，有针对性地加以解决，使护患关系健康发展。影响护患关系的主要因素有以下五方面。

**（一）信任危机**

信任是护患关系的重要内容，也是建立良好护患关系的前提和基础。

**1. 服务意识**

热情认真的服务态度是护患之间建立信任的主要因素。如果护士在工作中态度粗暴，患者就会降低对护士的信任，甚至产生不满情绪。因此，加强服务意识，热情诚恳，细致周到地为患者服务是建立良好护患关系的有效方式。

**2. 技术水平**

丰富的专业知识和熟练的操作技术是获得患者信任的主要因素。由于专业技术出现差错，护士将难以取得患者的信任。此外护士在护理工作中不及时告知患者用药情况或检查治疗的费用，也会让患者降低对医院的信任。

**（二）角色模糊**

角色模糊是指个体对自己所承担的角色行为标准认识不清楚或缺乏真正的理解所出现的迷茫状态。

**1. 护士角色模糊**

在现代护理模式下，护士处于多元化角色，在护理工作中承担着多种角色功能。所以护士必须纠正传统的护理观，主动了解患者身心需要，主动为患者提供帮助，否则就容易产生护士角色模糊的情况。

**2. 患者角色模糊**

患者在刚进入医院时会感到陌生孤独，所以患者的行为模式也会发生一些变变。如高度的以自我为中心，过分地依赖他人，不主动参与和配合护理，不服从管理，提出种种不合理要求等，表现出了患者角色模糊的特征。

> **知识链接**
>
> **患者对护士的角色期待**
>
> ①有爱心、耐心和高度的责任心；②尊重患者的人格尊严，不损伤患者的自尊；③能以真诚的态度对待患者及家属；④经常面带微笑；⑤从患者的利益出发，为患者着想；⑥有熟练的护理技术操作能力；⑦当患者需要时，能及时给予关心与支持；⑧能有效地将患者的问题准确地传达给医生；⑨对患者的问题能耐心倾听，并认真适当地答复。

**（三）责任不明**

护患关系责任不明主要表现在两个方面，一是由谁来承担患者的健康问题，二是由谁来负责患者的健康状况。这两个问题处理不好都会影响到护患关系。实际上，护患矛盾是因为护患双方不能正确认识自己的义务，从而忽略了自己应承担的责任才产生的。

**（四）权益影响**

由于患者缺乏医学知识，需要医护人员来维护自己合法的医疗护理权益，而护士在处理护患双方的权益争议时，容易倾向医护人员和医院的权益，从而忽略或损害了患者的利益。所以在护理活动中护士要公正地对待患者，时刻维护患者的合法权益。

**（五）理解差异**

由于护患双方年龄、职业、生活环境和文化素养不同，使护患双方对信息的理解存在差异。造成这种差异的原因主要有两方面：一是护士过多的使用护理专业术语，患者对其不理解。二是护士的语言表达与患者理解产生差异。这些理解上的差异，会影响护患之间的有效沟通以及护患关系的正常发展。

### （六）管理体制

医院收费贵，患者负担重，心理压力大；医院经费紧张，医护人员千方百计创收；医疗机构分层不合理，患者过分集中在大医院；医护比例不合理，护士人力严重不足只能以日常的治疗护理工作为主。这些情况都会影响护患关系的健康发展。

> **知识链接**
>
> 能够成为护士是因为上帝的召唤，因为人是最宝贵的，能够照顾人使他康复，是一件神圣的工作。
>
> ——南丁格尔（英）

## 第二节　护士与患者家属的关系沟通

**[案例]**

张先生，69岁，退休老教师，因患脑出血来院就诊。患者意识障碍，左侧肢体瘫痪，大小便失禁，生活不能自理，患者家属很焦急。在一次褥疮护理时，患者家属询问护士治疗情况，并反映患者骶尾部的破损面越来越大了。护士没有回答这些问题，只是冷漠地说："这种病就是这样的，别再问了，我都快忙死了。"接着又说："从现在开始，褥疮护理、口腔护理都由你们家属来做，我们科的患者太多，我忙不过来，否则患者的并发症会很重的。"患者家属听后很生气，认为护士不称职，与护士发生了冲突。

请问：你如何评价案例中护士的言行？如果你是这位护士，你又如何与患者家属进行沟通呢？

护士与患者家属的关系是护患关系的补充，是调整护患关系的纽带，护士与患者家属建立良好关系对提高护理效果和促进患者康复起着重要作用。

### 一、患者家属的角色特征

为了更好地照顾患者，患者家属常常需要调整或改变自己原来的角色，出现一些新的角色特征。

#### （一）患者原有家庭角色功能的替代者

患者患病前在家庭中拥有着相对固定的角色功能，患病后便由其他家庭成员替代或分担这个角色功能。如果患者得知其他家庭成员能够迅速替代自己原有的角色功能，就会快速减轻患病后的心理压力，进入患者角色安心治疗。

#### （二）患者病痛的共同承受者

疾病不仅给患者带来痛苦，也让患者家属感同身受，特别是一些危重患者和绝症患者的家属。按照我国医疗保护的原则，对于心理脆弱的患者，医护人员就将患者的病情先告诉患者家属，因此患者家属最先承受精神上的打击，并且还要将这种痛苦隐藏，不让患者知晓。

#### （三）患者的心理支持者

患者在治疗期间容易出现焦虑、恐惧等心理问题，需要家属去排解和安慰，许多患者的心理问题，只有家属才能解开，护士和其他人员是无法替代的。因此，家属是患者情绪稳定的重要因素，是患者心理的主要支持者。

### （四）患者生活的照顾者

患者由于受病魔的折磨，生活自理能力受到一定影响，需要有人去照顾患者的生活。由于患者家属更了解其生活习惯，所以能使其得到更好更周到的照顾。而且患者与家属之间的亲情关系也使患者更乐于接受家属的生活照顾。

### （五）患者护理过程的参与者

护士在做整体护理时需要患者的参与，但如果患者参与能力受限时，就需要患者家属的积极帮助，并且家属作为患者病情的知情者，能够及时准确地为医护人员提供详细资料，有利于患者疾病的诊断和护理。因此护士应把家属看作帮助患者护理的助手和支持者。

## 二、患者家属的关系冲突

### （一）家属要求陪护与病室管理要求的冲突

由于患者家属对患者的关爱和担忧，常常希望留在医院多陪陪患者，但医院管理制度对家属陪护做了严格的限制。所以护士在管理中要耐心解释、合理疏导、语言委婉、好言相劝，避免引起护士与家属之间的冲突。

### （二）家属希望探视与治疗护理工作的冲突

患者在住院期间，家属过多的探视不仅会影响患者休息，而且会影响正常的治疗护理工作。为保证医疗护理工作的正常进行和患者的休养，护士会适当限制患者家属的探视次数和探视时间。但是有些患者家属无视医院的规章制度，当护士出面干涉时，经常是不听劝说甚至大吵大闹，从而引起冲突。

#### 说说看

如果你已经是一名在岗护士了，你希望患者家属经常陪护和探视患者吗？说说你的理由？

### （三）家属经常询问与护士工作忙碌的冲突

因为患者家属对患者病情的关心，所以经常要向护士询问与患者病情相关的问题，如果护士正忙于工作，未及时回答或把回答患者家属问题时冷言冷语、敷衍了事，就会引起家属的不满，进而造成双方冲突。

## 三、护士在与患者家属沟通中的角色作用

为了指导患者家属更好地承担自己的角色责任，护士必须与患者家属建立良好的关系，使其支持配合护士的工作，帮助患者早日康复。

### （一）热情接待者

护士应热情大方接待前来探视患者的家属。面对家属，护士应主动对其介绍医院的规章制度，交代探视时需要注意的问题，征求家属对护理工作的意见，充分尊重患者家属，使其感觉被接纳，进而主动承担对患者照顾的角色功能。

**（二）主动介绍者**

患者家属为了安慰患者和了解患者的治疗情况到医院探视。此时护士应对家属主动提供患者的诊疗情况，避免家属过于地紧张焦虑。当患者病情发生变化或急剧恶化时，护士应及时告知家属，耐心冷静地向家属解释清楚，以取得患者家属的信任与理解。

**（三）耐心解答者**

实践证明建立良好护患关系的重要内容是护士需认真解答家属的询问，护士应凭借自己的专业知识和临床经验，耐心地回答患者家属提出的问题，帮助患者家属减轻紧张焦虑的心情，从而促进护患关系的协调发展。

**（四）热心帮助者**

疾病会给患者的家庭带来各种困难，如果护士能理解患者家属的困难并主动提供一些帮助，患者家属由于感激所以很容易建立和谐的护患关系。还有一些患者家属由于长期照顾患者感到身心疲惫，这时护士应耐心细致地患者家属进行沟通，使其正确对待患者的病情，并继续协同护士使患者能够安心接受治疗。

**（五）护理指导者**

由于多数患者家属并不具有医疗护理知识，不懂如何照顾患者，这就需要护士对他们进行正确的指导。特别是对即将出院的患者，护士更应主动与患者家属沟通，与他们一起制定患者出院后的护理计划，指导他们按照计划帮助患者进行护理。

> **知识链接**
>
> 催款在临床护理工作中是一件令人头痛的事情。患者对这个问题非常敏感，话没说好，常常会遭到患者的冷眼冷语，请比较护士甲乙的催款方式以及效果。护士甲问："老刘，要拿药了，快去交钱！"老刘烦躁地回答："又要我交钱，前几天才交的。"护士乙问："老刘，今天要用消炎药，需要 200 元钱就可以把药拿回来了，您什么时候去交钱呢？我可是等着米下锅啊！"老刘配合地说："哦，好吧，我这就去交！"

# 第三节　护理工作中的其他关系沟通

**［案例］**

护士小高在心血管科工作，5床患者是一位心肌梗死患者。晚上小高值夜班，接班后她想看一看5床患者的病历，但是怎么都找不到病历，她很着急，于是来到医生办公室，发现有一名实习医生正在翻阅病历，还一边往本子上抄写东西。小孙走过去一看，正是她要找的病历本，就很生气地对实习医生说："原来3床的病历在你这里啊，快给我，我找了好久，你知不知道你耽误了我多少时间？"实习医生却说："你等我一会儿，我马上就给你，这个病例比较典型，我想抄点参考资料。"

请问：这个案例反映了存在于医护人员之间的什么问题？怎样建立良好的医护关系？

护士在医院里承担着护理和辅助检查等工作，与其他医务人员等接触密切。因此，护士必须处理好与医院各方面人员的关系，不仅能大力提高护理服务质量，还能增强护理队伍凝聚力。

## 一、护士与医生之间的关系沟通

护士和医生的关系,是在对患者的治疗和护理的过程中建立的相互协作关系。医护关系是护理人际关系中最重要的组成部分。

### (一)新型医护关系模式的特点

**1. 相互并列、缺一不可**

医疗和护理是相互衔接需要医护人员共同完成的工作,以患者恢复健康为目的,二者相辅相成,缺一不可。如果没有医生对患者的诊断治疗,护理工作就无法开展;如果没有护士的实践操作,医生的治疗方案就无法执行。所以医生的正确诊断与护士的精心护理相结合,才是取得最佳治疗效果的保证。

**说一说**

有人说,医疗和护理就像一台机器上的两个相互咬合的齿轮,有机地结合在一起,互相协调,才能使机器正常运转。这个比喻说明了什么?

**2. 相互独立、不可替代**

医疗和护理工作既有分工又有合作,在各自领域里发挥着专业的作用,不能相互替代。护理工作中,护士依据医生提供的治疗方案,制订出符合患者病情的护理方案,其中既包含了医护之间的协作性,也体现了护士工作的独立性。

**3. 相互监督、互补不足**

医护关系既紧密联系又相互独立,为双方间的监督和互补提供了可能,医护人员之间可以通过工作关系互相监督,以便及时发现问题,杜绝医疗事故的发生。

**知识链接**

**医护关系模式的演变**

随着医学模式的转变,医护关系已由传统的"主导从属型",即依赖、被动、服从、机械执行医嘱的医护关系转为"并列互补型"。所谓"并列"是指医疗和护理的总和构成了治疗疾病的整个过程,医生和护士在医疗和护理工作中是同等重要、缺一不可的;所谓"互补"是指医护之间交流信息、互相协作、互为补充。

### (二)影响医护关系的因素

**1. 角色压力过重**

护士和其他医务人员都有自己独立的角色功能,并在工作范围内承担各自的责任。医护分工科学合理,就容易协调相互关系,减少矛盾的发生。但目前很多医院医护比例设置不合理,使护士长期超负荷工作,加上医护用人机制不同,岗位设置不平等,使护士心理失衡及角色负担过重,从而影响了医护关系的和谐。

**2. 专业理解不同**

目前新型的护理模式已由功能制护理转变为整体护理,而有些医生对护理专业不了解,所以不理解护士在实施具体护理过程中的做法,导致医护之间产生矛盾。这些看起来是小问题,但实质却是医护之间缺乏对双方专业的理解,是影响医护之间建立正常合作关系的重要因素。

### 3. 主权利争议

医护人员在各自的工作中都有一定的职权，但有时由于医护人员对自己的工作职责和权利义务的认识不够而产生矛盾，从而影响医护关系。如医生不希望护士干涉自己给患者开的医嘱，而护士在执行医嘱发现错误时，又会履行义务向医生提出异议，由此便可能产生医护之间的自主权争议。

## （三）建立良好医护关系的原则

### 1. 患者第一原则

医护人员要始终把患者的利益放在第一，要共同为患者服务对患者负责，建立医护双方平等协作的和谐关系。如医护之间因角色权利发生矛盾时，双方应坚持"患者第一原则"并进行沟通，相互理解和相互协作，不允许因个体之间的争执而影响患者的治疗和护理。

### 2. 尊重他人的原则

医护之间接触最多，工作关系最密切，在医疗护理工作中，彼此都要尊重对方，以诚相待，不能轻视或贬低对方，应主动维护医护人员的形象和职业尊严，建立一个团结友爱的工作团队，共同为患者提供优质服务。

## （四）医护关系沟通的技巧

良好的医护关系是医疗护理工作能够顺利展开的前提，是和谐工作氛围的基础，在医护沟通中护士可以发挥更加主动积极的作用。

### 1. 主动介绍专业

护士应主动向医生介绍目前整体护理模式的理念、内容及方法等，以便取得医生的理解与支持。护士还应积极向医生介绍护理行业的发展和护士的角色定位等，从而消除医护之间的误解。

### 2. 树立良好形象

无论是医生还是护士都必须爱岗敬业，努力学习医德，尊重对方人格，尊重他人的劳动。医生应该拥有沉着冷静、善于思考的良好品质，让患者产生信赖感；护士应该拥有文静大方、认真细心的良好品质，给患者以亲切感。

### 3. 互相理解

医疗和护理是两个不同的专业，其知识范围，深度和难度都不相同。因此医护双方要互相理解彼此的工作职责，信任对方的能力。医护双方在业务上互相学习，在工作中互补长短，创建一个互相理解、互相支持的工作环境。

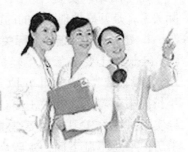

图9-2　医护关系

### 4. 加强双方沟通

医护人员为了保证医疗和护理工作的顺利进行，必须加强彼此的沟通。当医护合作发生矛盾时，双方都要冷静思考，态度诚恳，声音温和，耐心地说明情况，不能在患者和家属面前与医生发生冲突，更不能在患者和家属面前议论医生的是非，避免激化医护之间的矛盾。

## 二、护际之间的关系沟通

护际关系即护士与护士之间的关系。由于护士中存在着年龄、学历、工作经历、心理特征的不同，在交往中容易发生矛盾，从而影响护理工作的正常进行，所以要加强护际之间的关系沟通。

### （一）影响护际关系沟通的主要因素

#### 1. 工作因素

护理工作是一项讲究科学性、随机性、时间性、实践性的工作。工作紧张劳累，工作时间长，三班倒，生活不规律，睡眠质量差，导致护士心理紧张情绪烦躁。

#### 2. 性别因素

护士绝大多数是女性，而女性具有易受暗示的特点，容易情绪化，对感情敏感细腻，对人际关系的变化感受敏锐，加上生理的特点和三班倒造成情绪波动大。

#### 3. 年龄因素

年长护士责任心强，实践经验丰富，喜欢谦虚好学、吃苦耐劳、安心工作的青年护士，而有些年轻护士却认为自己接受的新知识多、反应敏捷，认为年长护士的观念陈旧、做事古板等，看不起年长护士。

#### 4. 学历因素

随着我国高等护理教育的发展，越来越多的高学历护士走上临床护理岗位。但一些高学历护士自认学历高，理论基础强，不愿意从事基础护理工作，也不愿向实践经验丰富的低学历护士学习；而一些低学历护士也看不起这些缺乏实践能力的高学历护士。

#### 5. 其他因素

护士与实习护生既是师徒，又是同行，双方之间需要建立良好的关系。但如果带教护士缺乏带教能力，对实习护生又缺少责任心和爱心，实习护生就会对带教护士产生不满；而有些实习护生，不遵守工作纪律，不虚心好学，不懂装懂，导致带教护士不愿意教实习学生，双方就会发生矛盾。

### （二）护际关系沟通技巧

建立团结、友爱、互助、和谐的护际关系，是开展护理工作的的保证。

#### 1. 建立民主和谐的人际关系

年长护士要多帮助年轻护士，做好"传、帮、带"工作；年轻护士要虚心向年长护士学习；带教护士要认真耐心指导实习护生；实习护生要谦虚好学；高学历护士要不耻下问；实践经验丰富的护士要向理论基础扎实的护士学习，从而建立民主和谐的人际关系。

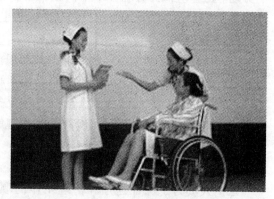

图 9 – 3　护际关系

**2. 建立团结协作的工作环境**

护士工作既有分工，也有合作，每个护士的工作都需要其他护士的支持与配合。团结协作的工作环境不仅能调动护士的工作积极性，还能增强工作团队的凝聚力，同时能使护士不断地自我发展和自我完善。

## 三、与其他健康工作者之间的关系沟通

在护理工作中护士除了和医护人员交往外，还要与医技人员与后勤人员等来往密切。护士必须与其处理好关系，做到相互间的尊重、理解、支持、配合。

### （一）护士与医技、后勤人员的沟通障碍

**1. 护士与医技人员的沟通障碍**

由于医技科室专业与护理专业的差别较大，独立性强，护士缺乏对医技工作的了解，而医技人员对护理专业也是一知半解，所以双方容易在工作中配合不佳，一旦出现问题后彼此的不理解、埋怨和指责，甚至为了推卸责任而发生冲突。

**2. 护士与后勤人员的沟通障碍**

护理工作离不开后勤工作的保障，护士的工作也离不开后勤人员的支持与配协作。但有些护士不尊重后勤人员，不懂得后勤人员的辛勤付出，而后勤人员因自己的工作得不到理解和支持，便容易产生消极情绪，使临床护理工作不能正常开展，从而影响了双方的关系沟通。

### （二）护士与其他健康工作者的沟通策略

**1. 尊重与理解**

护士与其他健康工作者虽然所学专业不同，具体职责不同，但工作目标相同，都是帮助患者恢复健康，都应得到尊重和理解。如果在交往中因护士的原因造成沟通障碍，护士应主动承担责任，多做自我批评和自我检查。如果是因对方的原因造成，也不要过多地指责埋怨，而应根据实际情况提出自己的意见，并主动协助对方做好补救工作，将造成的不良影响降到最低。

**2. 支持与合作**

为了顺利开展护理工作，护士必须与其他健康工作者之间保持良好的支持与合作关系。医院要正常运转不仅需要每个部门的紧密合作，还需要所有工作人员团结协作，共同为患者排忧解难。护士在工作中应换位思考多为对方考虑，如对方工作安排遇到困难时，在不影响患者护理的前提下，护士应主动及时地调整工作方案，尽力为对方工作提供方便。

（1）与检验人员配合 护士必须正确掌握标本采集的要求与方法，了解疾病的诊断、治疗与检验的重要关系，做到及时、准确地送检标本。

（2）与影像检查人员配合 护士必须严格按照影像检查前的要求进行准备，并按

照预约时间，及时将患者和所需物品带到检查地点。

（3）与药剂人员配合　护士必须严格按照药品管理规定，有计划的做好药品领取和报损工作。严格遵守毒麻药品使用的管理制度。

（4）与后勤人员的配合　护士必须尊重理解后勤人员的劳动，加强公共设施的保护，合理安排维修工作，以减少后勤人员不必要的工作量。

### 想一想

"人"字好写，做人却最难，难就难在人与人之间的交往和相处。"人"字的结构告诉我们，人要相互支撑，彼此关爱才能有美好的人生。你是如何理解的？

## 实训七　护患关系沟通训练

**【目的】**

1. 学会运用护理工作中的关系沟通技巧，解决护患冲突和护际之间的矛盾。

2. 应用沟通技巧与患者进行情感和心理沟通，取得患者的信任和配合，提高患者的依从性。

**【学时】** 2 学时。

**【准备】**

1. 场所准备　在教室或实验室进行。

2. 学生准备

（1）学生衣帽整齐，着装整洁，符合护士行为规范要求。

（2）组织学生复习《第九章 护理工作中的关系沟通》的内容。

（3）分组训练：学生 4～5 人一组练习，进行角色扮演，互相评价。

3. 情景设置

情景设置一：一位高血压患者因脑出血昏迷入院治疗。两位患者家属匆忙地将其抬到护士站。护士说："你们抬到病房去呀，难道你想让他来当护士？"说完便带领患者家属将患者抬到了病房，并对患者家属说："这里不许抽烟，陪床不能睡病房里的空床……，一位家属突然喊道："你这是什么态度，是不是想把我们都折磨死？"

请问：分析该护士在接待患者入院时，有哪些失误？设想你是当班护士，应该如何处理？

情景设置二：实习护士小赵，在护理一位 65 岁的男性胃癌患者时，发现患者情绪低落，并拒绝治疗。说服多次无效，当赵护士再次做工作时，患者没好气地说："我的事不用你管"，赵护士说："你以为我喜欢管呀。"护患双方治疗性人际关系紧张。护士长了解情况后批评了小赵，小赵非常生气，与护士长争吵起来。王护士在一旁劝解，才平息了事端。第二天，小赵主动找护士长道歉，也给患者赔了不是，护士长和患者都原谅了她。

请问：护患冲突产生的原因是什么？作为护士应该如何避免护患冲突的发生？

**【学生展示】** 每组按情景设置内容准备言谈提纲，根据案例情景编排角色，由师生共同评价。

**【评价要点】**

护患关系沟通效果（解决冲突）考核评估表

| 姓名 | | | 评价 |
|---|---|---|---|
| 内容 | 优 | 合格 | 基本合格 |
| 态度 | | | |
| 称呼 | | | |
| 语言 | | | |
| 举止 | | | |
| 表情 | | | |
| 自然适度 | | | |
| 赢得信任与配合 | | | |
| 化解矛盾的方法有效 | | | |
| 其他 | | | |

## 目标检测

### 一、填空题

1. 患者的角色特征_____、_____、_____、_____。
2. 护患关系分为_____种基本模式。
3. 护患关系的基本内容包括_____、_____。
4. 医护关系中的影响因素_____、_____、_____、_____。

### 二、选择题

1. 不属于护患关系的性质和特点的是（　　）
　　A. 双方的相互影响是对等的　　　　　　B. 具有特定的相互作用
　　C. 护士满足患者的需要　　　　　　　　D. 护士承担护患关系后果的主要责任
2. 下列最理想的护患关系模式是（　　）
　　A. 主动－被动型　　B. 引导型　　　C. 指导－合作型　　　D. 共同参与型
3. 不属于影响护患关系的因素是（　　）
　　A. 角色模糊　　　　B. 分清责任　　　C. 权益影响　　　　D. 理解差异
4. 不属于患者家属角色特征的是（　　）
　　A. 患者原有家庭角色功能的替代者　　　B. 患者病痛的共同承受者

C. 患者的心理支持者　　　　　　　D. 患者治疗护理过程的执行者

5. 护士在与患者家属建立良好关系时应该做的工作是（　　）

    A. 允许家属自由探视　　　　　　　B. 不回答家属所提的问题

    C. 主动介绍患者的情况　　　　　　D. 患者的生活护理均由家属做

6. 下列不利于建立护际关系的是（　　）

    A. 护理管理者以身作则　　　　　　B. 年轻护士多向年长护士学习

    C. 实习护生多帮带教护士干活　　　D. 护士要体谅护理管理者的难处

7. 引起护士与医技、后勤人员关系的主要矛盾是（　　）

    A. 尊重与理解不够　　　　　　　　B. 工作性质不同

    C. 收入不同　　　　　　　　　　　D. 地位不同

## 三、简答题

1. 护患关系的性质和特点是什么？

2. 简述护患关系的发展过程。

3. 我国目前护患关系的模式分几类，哪种模式较为理想？请列表说明原因。

4. 利用临床见习的机会，主动接触几位患者，尝试用几项护患沟通策略与患者及家属沟通，写出心得体会。

5. 分小组讨论护理工作中的各种关系，说明护士在协调关系，促进沟通中的作用。

## 四、案例分析题

1. 患者高某，男，70 岁，某市政府离休的宣传干部。因严重气管狭窄、呼吸困难，从外地到北京某医院就医，被急诊收到该院重症监护病房治疗，立即行气管切开，呼吸机辅助呼吸。重症监护病房谢绝家属陪护，由护士小张、小王、小罗和小吴四人轮班照顾该患者。

请问：

（1）患者 69 岁，老年，男性，会有怎样的心理、生理特点？

（2）休干部的身份与一般患者在沟通上有何不同？应注意哪些？

（3）住 ICU 病房与普通病房有何不同？

2. 上午 10 点，产科病区 2 号病房的家属向护士小段反映病房内的卫生间下水堵塞，不能使用，而产妇身体虚弱不方便出去上卫生间，要求尽快维修。护士小段

马上给总务科打电话，要求派人来维修。不一会总务科的李师傅来到病房检修，查看后告诉护士小段，要回去拿一样工具。小段听后很生气，这样来回很耽误时间，这时产妇家属又不停地催小段，并提了意见。小段忍不住向李师傅发了火，李师傅听到护士这样训斥自己，不把后勤工作放在眼里，走后干脆不来了。

请问：你如何评价护士小段言行？如果你是小段，你会怎么做呢？

（庄西艳）

## 第 十 章

# 护理工作中的语言沟通

**【引导案例】**

患者李某，女，54 岁，会计，因贫血原因待查入院确诊为结肠癌。

请问：护患沟通中哪些情况适合运用倾听技巧？护患沟通中应该注意哪些问题？

语言是人类特有的用来表达感情，进行彼此沟通交流并达到相互了解的工具。护士的服务对象是患者，在护理工作中很多时间是在与患者打交道，护士的语言修养体现出护士的文化底蕴和精神风貌，是护士综合素质的体现。因此护士的语言比其他职业的语言更为重要。

## 第一节　语言沟通的基本知识

### 一、语言沟通的含义与功能

#### （一）语言沟通的含义

语言是维系人际关系的纽带，是人际沟通和交往的基本工具。人类语言有两个部分组成，一是语言；二是言语。语言是一种社会现象，是人类在社会活动中创造并约定俗成的符号系统。

语言是以语音或字形为物质外壳，以词汇为建筑材料，以语法为结构规律而构成的体系，是人类进行沟通的工具；

> **知识链接**
>
> **语言和言语的区别**
>
> 语言：是一种社会现象；是全民的；是人际沟通的工具。
>
> 言语：是一种心理现象；是个人的；是对语言的运用。

而言语是人们使用语言工具来传递某种信息的活动，是对语言的运用。作为一种心理现象，是个人行为，是人们运用语言材料和语言规则进行沟通的过程。言语是人们对语言这一符号系统的具体运用，包括说话或写作的行为及其结果。

语言沟通是指传送者以语言符号为载体将信息发送给接收者。语言沟通分为有声语言沟通和无声语言沟通。前者即口语沟通，如交谈、访问、讲课、演讲、电视、电话、报告、会议等；后者即书面语言沟通，如书信、记录、通知、报纸、电报、网络、书籍、讲课中的板书等。

### （二）语言沟通的功能

**1. 获得信息情报**

通过语言沟通，可以收集、储存必要的新闻、数据、图片、事实、评论，以便了解信息并做出反应和决定，如医护人员就是通过语言沟通获得患者的有关病情资料并由此做出医护诊断和医护处理。

**2. 进行谈论和辩论**

以语言沟通方式进行谈论和辩论，有利于人们统一观点认识，达成一致意见，如医患沟通、病例讨论等。

**3. 参与社会活动**

语言沟通能提供有关知识，帮助人们从事社会活动，加强社会联系和强化社会意识，如学生的课堂学习、演讲比赛等。

**4. 促进人的发展**

语言沟通有促进人们的智力发展，培养其思想品德，提高其在人生各个阶段的基本素质和能力。"言如其人"，每个人的言语直接或间接地反映出个人的人品和修养。

**5. 提高职业素质**

从整体护理的实践来看，护士需与人沟通的时间约占其工作时间的70%，用于分析、处理问题的时间仅占30%。显而易见，护士不仅需要专业知识和技能，而且更需要与他人沟通的基本知识、能力和技巧。

**6. 和谐人际关系**

语言沟通是人际沟通的主要形式，良好的语言沟通，能有效调节人与人之间的关系，加深人与人之间的感情，创造和谐的人际关系。

## 二、语言沟通的类型

根据语言沟通的内容和沟通双方的角色，语言沟通可分为表达（说话和写作）和领会（听话和阅读）两个方面，这两个方面是对语言符号系统最积极有效的运用。根据语言的表达形式，语言沟通可分为口头沟通、书面沟通和电讯沟通三种形式，其中口头沟通在生活和工作中应用最为广泛。

### （一）口头沟通

口头沟通是最灵活、最直接的一种沟通形式。所谓口头沟通是指借助于口头语言实现的信息交流，它是日常生活中最常采用的沟通形式。主要包括：口头汇报、讨论、会谈、演讲、电话联系等。

口头沟通最大的优点是快速、简便和及时反馈。在这种沟通方式下，信息可以直截了当快地速传递并当场得到对方的反应，若有疑问或曲解，当即澄清。此外，口头沟通还有一个优点就是可以附以表情、手势等体态语言或声调、语气等副语言，加强沟通的效果。

口头沟通要则：依循程式、积极心态、听问说三结合。有效口头沟通须遵从沟通一般规律，除了在肢体语言、声音语言、文字语言方面如上述正确把握以外，需要遵从沟通程式、积极心态调整、听问说三结合。

**1. 遵从沟通程式**

亲和力→察知心埋需求→有效表述→促成→异议化解。

**2. 积极心态调整**

积极自我沟通，保持积极心境与服务意识，养成爱自己、爱单位、爱医院服务工作、爱患者以及宽容、体谅的心境。

**3. 听、问、说三结合**

这是对口头沟通的简单要求，三者结合是有效沟通的基本要求。

口头沟通也有其缺陷。信息以口头方式经过多个层次传递时，信息衰减和失真严重。采用口头语言的形式进行沟通，包括交谈、演说等。此沟通比较亲切而富有弹性，反馈迅速而直接，有利于双向沟通，是所有沟通形式中最直接的交流方式。

> **知识链接**
>
> **口语表达的施用原则**
>
> ——表达与领会两方面兼顾
>
> 1. 明白易懂，标准规范
> 2. 因人而异，话随境迁
> 3. 坚持原则，掌握分寸
> 4. 诚恳热情，措辞得体
> 5. 词简意达，讲究实效
> 6. 情理相容，灵活应变

**（二）书面沟通**

在工作与生活中，除了口头沟通、电话沟通之外，还有一种比较正式的运用文字进行的信息传递的沟通方式，那就是书面沟通。主要的书面沟通形式有文章、信件、便笺等。其特点是比较准确、详尽，具有权威性，常可作为法律依据，具有备查功能，便于永久保存。

书面沟通是比较正规的沟通形式，包括备忘录、协议书、信函、布告、通知、报刊、文件等以书面文字或符号进行信息传递的形式。

书面沟通的优点是有形有据、可保存、可核对。此外书面语言在正式发表之前，可以反复琢磨修改，因此一般比较周密、逻辑性强，能较好地表达作者所要发表的信息。

书面沟通也有自己的缺陷，主要是耗费较多的时间和不能及时反馈。在相同的时间内，口头要比书面所传达的信息多得多。口头沟通可以当场核实对方对信息的理解是否符合发信者的原意，但书面沟通做不到这一点。

**（三）电子媒介沟通**

电子媒介沟通是随着电子信息技术的兴起而新发展起来的一种沟通形式，包括传真、闭路电视、计算机网络、电子邮件等。由于通过电子媒介，所以不算口头沟通，也不完全属于书面沟通。其中电话沟通偏重于口头沟通，电子邮件偏重于书面沟通，而上网交谈则介乎两者之间。

电子媒介沟通除了具备书面沟通的某些优点外，还具有传递快捷、信息容量大、成本低和效率高等优点。一份信函要从国内寄往国外，恐怕要数天才能到达收信者的手中，而通过电子邮件或传真可及时收到。电子媒介沟通的缺点是看不到对方的表情。在网络上的某些交流中，甚至搞不清对方的真实身份。

### 三、语言沟通的基本原则

#### （一）道德性原则

各行各业有自己的职业道德规范，护士的语言首先应该遵循医务工作总的道德要求。护士在治疗和护理过程中与患者沟通应该做到：

**1. 目的明确**

要围绕患者有关病情、健康问题和护理方面的问题，而不应涉及与此无关的问题。

**2. 保守秘密**

注意保护患者的隐私，不主动打听与治疗护理无关的患者隐私。对已了解的患者隐私不擅自泄露给无关人员；要注意保守医疗秘密，不该告知患者的事情不多嘴，如诊断、化验结果、重大诊治措施的决定等，不要随便向无关人员透露；保护工作人员的隐私，不要与患者谈论医护人员的私生活，包括婚姻、家庭及亲友等。

**3. 准确稳妥**

护士在语言沟通中应注意表意准确、不含糊；对于患者的病情既不夸大，也不缩小。

#### （二）通俗性原则

与患者交谈时应坚持通俗性原则，即根据患者的认知水平和接受能力，用形象生动的语言，浅显贴切的比喻，循序渐进地向患者传授健康保健知识。护士在与患者交谈时，忌用医学专业术语或医院内常用的省略语。如为癌症患者实施心理健康咨询时，可以把免疫学说中对癌细胞的抵御作用形象地比喻为"总司令（大脑）亲自调遣和指挥着军队（免疫系统），抗击外来敌人的侵犯"等。

#### （三）科学性原则

其一是护士在交谈中引用的例证或资料都应有可靠的科学依据。不要把民间传闻或效果不确定的内容纳入健康指导；其二是护士在交谈中不要歪曲事实，不要把治疗效果扩大化，也不要为了引起患者的高度重视而危言耸听。

#### （四）情感性原则

"感人心者，莫先乎情"，语言始终伴随着情感。亲善是护士语言的情感风格，如对胆小的患儿，可用儿童语言与他交谈，要避免用诸如"不听话，就给你打针"之类的语言来吓唬他；对有口鼻疾患说话困难而又有恶臭气味的患者，不要回避他们；对经常指责医疗护理工作的患者，不要讨厌他们；对出现焦急、忧虑的患者，不要嫌弃他们。

#### （五）委婉性原则

委婉是指人们为了使对方更容易接受自己的意见，以婉转的方式表达语义的一种语言表达方式。护士对患者不是任何情况下都应该实话实说，尤其是在患者的诊断结果、治疗方案和疾病预后等问题上，更要注意谨慎委婉。谈及患者的死亡，护士应尽量避免应用患者或患者家属忌讳的语言。选择运用什么语气，采用哪一种句式，运用什么言辞，以及修辞方法等，才能减少患者的心理负担，减少和防止护患纠纷的发生都是需要考虑周全的。

### （六）严肃性原则

严肃性原则是指护士语言的情感表达应具有一定的严肃性，要使人感觉到端庄、大方、高雅，在温柔的语态中要带几分维护自尊的肃穆，才能体现出"工作式"的交谈。如果说话声调过于抑扬顿挫或者很随便，或肢体语言过多且矫揉造作，都会给人以不严肃的感觉，致使患者产生不信任感。此外，护士工作期间不要与患者漫无目的地长时间闲聊。

### （七）幽默性原则

幽默可以改善血液循环，激发免疫功能，增强机体抵抗力。许多接受过幽默治疗的患者说，幽默是一剂良方，使人从痛苦的经验和情绪当中挣脱出来。护士根据环境气氛，患者的病情、性格适当运用幽默，可以有效地表达护士的意见，调动患者的愉悦情绪，取得事半功倍的效果。

> **知识链接**
>
> 如何确保沟通的有效性：
> 明确目的（Why）
> 了解对象（Who）
> 选择时机（When）
> 确立主题（What）
> 把握方式（How）
> 挑选场合（Where）

# 第二节 护患沟通的主要形式——交谈

## 一、交谈的基本含义和类型

### （一）交谈的含义

交谈是护理工作中最主要的语言沟通方式。护士在收集资料进行护理评估时，在进行护理诊断时，在确定护理目标时，在制定护理计划、实施护理措施时都需要与患者交谈。另外，为了解决患者的健康问题，护士还需要与医生、检验师、营养师、患者家属及亲友等进行交谈以完成护理任务，达到护理目标。

交谈是指两个或两个以上的人所进行的对话，它是人们彼此之间交流思想情感、传递信息、开展工作、增进了解等最为重要的一种形式。在日常生活中，你若想与别人交谈就不必有什么顾虑。人们在谈话时，可以放松一些，触景生情，看到什么和想到什么就随意说些什么以此开始相互谈话。

### （二）交谈的类型

**1. 根据交谈的目的一般可以分为**

（1）发现问题式交谈 主要是收集资料，以寻找可能存在的问题。

（2）解决问题式交谈 集中在已确定的问题上，提供解决问题的方法。

**2. 若按交谈的方式可以分为**

（1）有目的询问式交谈　即发问者居于主动的、有权威的角色，准备好一系列的问题进行提问，被问者处于被动角色，这种有组织、有目的的交谈方法对收集一般资料是有用的。

（2）无目的的开放式交谈　此时被问者居主动角色，发问者的任务是提供主题、引导交谈，因而问题的范围广泛，答案也是开放的。

护士在护理患者的过程中，经常需要通过护患交谈方式采集病史、收集资料、核对信息、健康教育等。所谓护患交谈是指护士与患者之间为了增进治疗效果而交流情感、互通信息的过程。如护士提问题，患者回答护士的询问，或者护士主动向患者介绍某些情况都是交谈。因此交谈不仅是护理工作的一个重要组成部分，而且是提高护理质量有效途径。前面提到的护士小刘与患儿及家属的交谈注意运用语言沟通和非语言沟通技巧，使得她与患者之间的交谈取得较好的效果。

## 二、护士交谈的基本特征

**1. 语言的规范性**

（1）词汇要通俗易懂　在沟通过程中，如果沟通的接收者不能理解信息发出者所传递的信息，那么沟通是无效的。在与患者进行口语交谈时，要选择通俗的用词，尤其是老年人、文化水平低、理解力比较低的人。尽量口语化，忌用医学术语或医院常用的省略语。

（2）语义要准确　如进食与禁食；治病与致病；缺点与缺碘，在书面上容易区分，但在口语上由于语音相同就容易混淆不清。

（3）语速　语速要适宜，不要过快，也不要过慢，以及不合适的停顿。过快有时患者跟不上，反应不过来，甚至不明白你在说什么；速度过慢，让人听了着急，甚至会让患者感到你可能隐瞒了某种事实。

例如：患者问护士："我的 B 超结果出来了吗？有问题吗？"护士回答："没出来（停顿），我想结果出来后，医生会告诉您的。（长时间停顿）"。此时患者感到 B 超一定查出问题，而医生和护士都在隐瞒。显然在刚才的谈话中，护士的话语，可以导致患者更认为自己的怀疑没有错。为了防止引起误会，护士应掌握好语速。那么，什么样的速度最合适呢？新闻联播中播音员的速度控制的最合适，他们基本上每分钟 60 个字左右，让人听起来比较舒服。

（4）语调和声调　语言中的声和调通称为"副语言"，说话者的声调可以神奇般地影响信息的含义，从而影响沟通的效果。即使是一个简单问题的陈述，凭借语调便可以表达热情、关心和愤怒等情感。另外，情绪因素可直接影响说话的语调。护士应时刻注意调整自己的情绪状态，避免因自己不好的情绪状态影响说话的语调，从而传递一些非故意的信息。如果患者遭到护士莫名其妙的训斥，或感到来自护士的信息是漠不关心、傲慢或其他，即使是一点点，也会阻碍护患间的有效沟通。

同样，患者说话的语调也可以为护士提供一定的信息，如患者的情绪状态是积极的、兴奋的，还是消极的、低落的、焦虑的、悲观的，以便及时发现，及时调整。

（5）清晰和简洁 有效的沟通必须是简单、简短和重点突出。使用简明扼要的词句可以减少一些不必要的混淆，如果说的太多，又没有重点，患者可能记不下来，甚至不明白你的意思，造成沟通无效。

合适的语速和清晰的发音可以保障交谈的有效进行，对一些特殊的患者还要特殊对待。比如老年人，他们听力不好，必要的时候要提高声音，凑近一些，多说两遍，以便患者能听明白。

**2. 语言的幽默性**

幽默可以促进人的健康，人们常说："笑一笑，十年少；愁一愁，白了头。"可见笑是生理上和心理上的放松。当患者由于情绪悲伤而变得消沉时，使用幽默语言可以帮助患者释放其情绪上的紧张感，但要注意使用的场合和患者的性格，不要弄巧成拙，而且要护患关系到了一定层次，关系比较好，信任度比较高的时候使用。幽默运用的恰当，能起到意想不到的效果。如果在患者悲伤的时候，护士使用幽默语言，会让患者觉得你在幸灾乐祸，在看他笑话。

**3. 语言的治疗性**

语言具有暗示和治疗功能，护士的语言不仅可以给患者带来喜怒哀乐，而且与患者的健康关系密切。护士与患者交谈时，应想到如何增强语言的治疗作用。

**4. 语言的礼貌性**

礼貌语言是文化修养和精神文明的反映，因此护患交谈时多使用礼貌用语，有利于患者接受治疗和护理。

**5. 语言的可信性**

说出去的话要有一定的信任度，不懂、不知道的不要胡说，尤其是医学上的东西，有关患者病情，如果没有把握，可以直说："这个我也不太明白，我可以帮你查一查"。给患者一个正确的答案，反而能取得患者的信任，不要信口开河，随便解释，把患者引向歧途，造成思想负担。

**6. 语言的委婉性**

当需要传递一个坏消息时，使用委婉的语言能够提高信息接受者的承受力。既要尊重患者的知情权，又要注意不能过于直接地表达以免刺激患者。表达时，语气尽量委婉、含蓄。

**7. 语言的严肃性**

护士与患者交谈时，既要使患者感到温暖，又要保持一定的严肃性，其目的是保持护理工作的严肃性和护士自身的尊严。如患者有不严肃的言行或不合理的要求，应加以劝阻或批评。

## 三、护士与患者的交谈技巧

### （一）营造和谐的沟通氛围

**1. 选择环境**

护士在与患者进行交流之前，首先要选择一个安静、整洁、舒适的交流环境，床褥平整、窗明几净，阳光明媚的环境对沟通意向的达成会起到积极的推动作用。

护士在与患者交谈时，要尽量避开患者身体不适、疼痛或情绪不佳时，这样可以降低沟通的难度。

**2. 态度亲切**

护士自身的仪容仪表、言谈举止也会直接影响护患沟通的质量，护士要以亲切、真诚的态度与患者交流，取得对方的信任，以便沟通的顺利进行。

**3. 同情体贴**

在与患者交流中很重要的一条就是让患者感到你对他的关心和体贴可用语言或非语言来表达。如应用一些关心体贴的语言，也可用非语言的方式来表达对患者的关心，如鼓励的目光，赞许的眼神，帮患者理理头发，拉拉被子等。但是无论语言或非语言都要使患者感到你是真正在关心他，要朴实、自然、切忌生硬、做作或引起对方的误会。

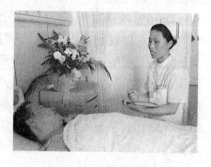

图 10 - 1　护患交流

**（二）掌握友善的沟通技巧**

**1. 言辞恰当**

语言作为情感交流的媒介，是护患沟通的主要环节。护士所使用语言应该美好亲切，这样会使患者有愉快感。沟通时应使用普通话尽量避免使用方言。要讲究语言逻辑性，用词要准确，根据谈话对象采用不同的语言表达方式，从而使不同的谈话对象均有所收获。

在询问病史时首先应礼貌地称呼对方，然后自我介绍，说明谈话的目的，采用开放式谈话方式引导患者谈话，再用非语言信息的反馈表示理解其内容，鼓励谈话继续下去。若谈话时患者因悲伤而哭泣，护士给她1条毛巾或递1杯温开水或轻拍肩膀，待情绪稳定后，针对伤心原因给以劝导，使患者得到安慰。对于正在发怒的患者，护士应表示理解，并重视他的要求，转移注意力，避免与患者正面冲突，待情绪稳定后，仔细询问原因，耐心细致做好解释工作。对视力不好的患者，护士进病房就应轻轻叫患者名字，并告知其自己的名字和目的，同时应减少非语言信息的使用。

**2. 学会沉默**

沉默是沟通的一种技巧，运用得当可起到很有价值的作用。在患者焦虑时，护士可告诉患者："您不想说，可以不说，我可以陪您待一会。"这样可以使患者感到舒适和温暖，患者在沉默中体验到护士正在替她分担忧愁，感到护士与她的情感正在相互交融；在患者感到孤独、悲伤时，默默地陪他坐一会儿，能够提供支持力量，增强其信心；在患者烦躁、情绪激动时，恰当的沉默能使其冷静下来；有些初参加工作的护士，因害羞不习惯与患者沟通，只是无声地工作着，患者很难听到她的声音，显然这种沉默，不利护理工作的开展，是不能提倡的。

**3. 适当重复**

在护患交流过程中，重复是护士和患者之间的一种反馈机制。通过重复可以让患者了解自己正在倾听他的讲述并理解和接受他的信息，加强其信心。重复给患者的感觉是我说的话她在认真倾听并且生效，从而会使患者受到鼓舞愿意继续思考和交谈。

作为一种沟通技巧，重复包括对患者语言的义释和复述，虽然在技术上护士可以重复患者的原话，但更好的方法是用略微不同的词句去重复患者的话，可使患者感到你对他的话真正地理解和领会了。

**4. 适时澄清**

在交谈中澄清使护士更好地理解患者，也使患者更好地理解自己的思想和情感。澄清可以让只注重一般情况描述的患者针对病情进行较为具体描述，也可以引导一个思想模糊的患者举例说明具体情况或现象以便于护士进行正确的判断。当患者同时陈述多种症状或情况，护士可以通过澄清帮助患者找出问题症结所在。

# 第三节　护患语言沟通中的基本技巧

## 一、倾听技巧

倾听在人际沟通中占有十分重要的地位，有效的倾听在人际交往中可以帮助我们缓和冲突，化解矛盾，获取更多的信息，实现我们的目的和愿望，有助于我们建立良好的人际关系。

倾听是一种有意识、有情感地接受语言或非语言信息并且对此做出反应的过程，是具有主观能动性的行为。护士在与患者的交谈中首先要学会倾听，全神贯注地接受和感受对方在交谈时所发出的全部信息（包括语言的和非语言的）并做出全面的理解。也就是说，倾听除了听取对方讲话的声音并理解其内容之外，还须注意其表情体态等非语言行为所传递的信息。

极有效的倾听是沟通技巧的核心部分。护士要使自己成为有效的倾听者。首先在倾听之前做好充分准备，安排合适的时间、场所，以便能够全身心的投入倾听患者说话，尽可能地排除外界干扰，这样也有利于患者能够畅所欲言。在倾听过程中应全神贯注，全面观察对方，注意患者所表达的非语言信息，善于理解其言外之意、话外之音。不要表现出冷淡或不耐烦，一般在患者讲述病情时，不要随便打断患者讲话，要耐心地将患者的讲话听完整，表示你已经理解了患者的意思以鼓励其继续说下去；其次是核实患者的意见，适时反馈，将理解的意思或了解的内容复述，让对方核实，对一些未理解的部分采用澄清方式予以核实。如："您的意思是……"最后用简单易懂的语言将患者所讲述的内容重复一遍作为小结。

## 二、语言技巧

语言艺术在心理护理中的重要作用是加强语言修养。讲究语言艺术非常重要，用清晰明确的语言和患者交谈，根据患者的不同情况，施以不同的语言技巧作好心理护理是目前护理工作中不可缺少的重要一环。

**（一）运用安慰性语言**

对需要求助的患者，安慰性语言的力量生动有力，易于引起患者的共鸣，进而影响患者的思想情绪，有利于患者疾病的治疗。

### （二）运用鼓励性语言

对悲观失望的患者，适时的鼓励是对其心理上的支持，对于调动患者战胜病魔的意志和勇气有着举足轻重的作用。

### （三）运用劝慰性语言

一些患者在治疗过程中，往往会因为手术的疼痛或怀疑有危险而产生恐惧心理，进行拒绝治疗。面对患者这一心理障碍，护士应使用劝慰性语言进行耐心的说服工作。

### （四）运用暗示性语言

有些患者往往因为自己的疾病好转的太慢而灰心。这时，护士若能抓住患者在治疗过程中出现的某些症状缓解的依据，及时予以积极暗示，比如晨间护理时，"阿姨啊，你今天脚肿比昨天好多了哎"，将会消除其悲观的心理，积极配合治疗。

美好的语言会对患者的康复产生极大的影响。因此护士要使用充满自信、诚意、恳切的语言，发挥语言的心理效应，给患者温暖、信心和力量，使患者有信任感和安全感，调动机体的积极因素，增强抵抗力，使患者的心理状态处于最佳水平，顺利地接受治疗和护理。

> **知识链接**
>
> **沟通方法技巧**
>
> 听比说重要——听人想说的，说人想听的
> 看时机对象——见人说人话，遇事论事理
> 感情与表情——既说给人听，也演给人看
> 音量与语调——既听得顺耳，更听得动心
> 质与量并重——宜精不宜多，宜短不宜长

## 三、提问技巧

提问在护患交谈中具有十分重要的作用，它不仅是收集信息和核实信息的手段，而且可以引导交谈围绕主体展开。所以有人说，提问是交谈的基本工具，善于提问是一个有能力的护士的基本功。在交谈中，提问的方式有封闭性提问和开放性提问两种。

### （一）封闭式提问

这是一种将患者的应答限制在特定的范围之内的提问，患者回答问题的选择性较少，甚至有时只要求回答"是"或"不是"。封闭式提问的优点是能直接坦率地做出回答，使医护人员能迅速获得所需要的和有价值的信息，节省时间。其缺点是在使用这种提问方式时，回答问题比较机械死板，患者得不到充分解释自己想法和情感的机会，缺乏自主性，医护人员也难以获得提问范围以外的其他信息。封闭式提问较多地用于互通信息交谈，特别适用于收集患者资料时的交谈，如采集病史和获取其他诊断性信息等。

### （二）开放性提问

这种提问的问题范围较广，不限制患者的回答，可以引导和鼓励患者开阔思路，说出自己的观点、意见、想法和感觉。优点是有利于诱导患者开启心扉、发泄和表达被抑制的感情，患者可以自由选择讲话的内容及方式，有较多的自主权。护士可以从中获得较多的有关患者的信息，更全面深入地理解患者的想法、情感和行为，其缺点是需要较长的交谈时间。

封闭性提问和开放性提问在交谈中常交替使用。但要注意每次提问一般应限于一个问题，待得到回答后再提第二个问题。如果一次提出好几个问题要患者回答，便会

使患者感到困惑，不知该先回答哪个问题才好，甚至感到紧张、有压力，不利于交谈的展开。

## 四、安慰技巧

患者总是容易对自己的病产生很多顾虑和担忧或将疾病看得过于严重而引起恐惧和不安。而安慰性语言是一种对各类患者都有意义的一般性心理支持，它可使新入院患者消除陌生感，使恐惧的患者获得安全感，使有疑虑的患者产生信任感，使紧张的患者得以松弛，使有孤独感的患者得到温暖。在安慰时，护士应对患者有高度的同情心，理解患者的处境，体察患者的心情，应针对不同的患者选用不同的安慰性语言。患者的抗病意志和信念在治疗过程中起重要作用，护士可向患者说明病情，启发患者正视现实，认识对自己有利的一面。要根据患者的不同情况，鼓励患者树立新的奋斗目标，激发其战胜疾病的坚强意志，使其对前途充满信心。可以介绍别人战胜疾病的事例来鼓励和安慰患者，美好的语言有益于患者的心身健康，可起到治疗的作用。

## 实训八　护患语言沟通技巧训练

**【目的】**

1. 熟悉语言沟通的基本技巧。

2. 学会在护理工作中与患者进行有效的沟通。

**【学时】** 2 学时。

**【准备】**

1. 场所准备　在教室或实验室进行。

2. 学生准备

（1）学生衣帽整齐，着装整洁，符合护士行为规范要求。

（2）组织学生观看多媒体：复习《第十章 护理工作中的语言沟通》的内容。

（3）分组训练：学生 2~3 人一组练习，进行角色扮演，互相评价。

3. 情景设置

某医院内科诊室门口，一位 40 多岁的女患者，询问护士。

患者：请问，这是内科吗？

护士：是的，您是看病吧？

患者：现在叫到几号了？

护士：现在已叫到 8 号，您是 17 号，大约要在 10 点看病，您稍等一等。

（大约过了半小对，该患者又来到诊室门口）

患者：我等半天了，怎么还没轮到我？

护士：同志，因为看病的人很多。请您稍等等，等排到了我就给您安排。

患者：小姐，我已经看了多次病，得不到结果，能给我安排位老大夫看看吗？

护士：请您给我看看病历，我尽量给您安排。

患者：上次给我看病的大夫好，这次能找到他吗？

护士：我尽量给您安排，今天××大夫不在，××大夫看得也很好，请放心。

患者：真谢谢您，在哪儿拿药？

护士：中药房在一楼东边，西药房在一楼西边。

【学生展示】根据案例情景编排角色，师生共同评价，指出不足，进行鼓励。

【评价要点】

1. 能力评价　情景训练是否按要求进行并全部完成；交谈内容是否全面；角色安排是否合理、表演是否连贯流畅；训练过程是否有序进行。

2. 技能发展评价　语言是否文明、规范，称谓是否合适；语言的选用是否合适；还存在哪些问题。

3. 团队精神评价　各小组配合是否顺利；是否积极参与；是否体现了团结协作精神。

4. 创新精神评价　语言的组织与表达是否新颖、有创意。

5. 职业情感评价　训练中是否精神饱满；对患者态度是否热情诚恳、亲切关心；是否有微笑服务；是否真诚地赞美了患者。

## 目标检测

### 一、单项选择题

1. 一护士在与一位胃溃疡患者交谈中，当患者说道："我今天早上大便颜色特别黑"时，护士问道："您刚才说您早上大便怎么了?"此护士特别运用了交谈技巧中的（　　）

   A. 耐心倾听　　　B. 仔细核实　　　C. 及时鼓励　　　D. 封闭式提问

2. 对患者不会造成伤害的情形是（　　）

   A. 医务人员的知识和技能低下

   B. 医务人员为治疗疾病适当地限制或约束患者的自由

   C. 医务人员强迫患者接受检查和治疗

   D. 医务人员对患者呼叫或提问置之不理

### 二、简答题

1. 语言沟通有哪些类型?

2. 护士语言交谈的技巧有哪些?

### 三、案例分析题

李先生，30 岁，农民工，在工地钉钉子，被突然弹出的钉子击中眼睛，当场鲜血直流，立即送往医院，他的右眼被确诊完全失去视力，现在病情已稳定，但是还要接受两次手术，可现在公司与投资者都拒绝付钱。李先生极为悲痛，屡次寻求要自杀。

请问：如果你是护士，你该如何与该患者沟通?

（韩　悦　王　爽）

# 第十一章

## 护理工作中的非语言沟通

**学习目标**

1. 掌握非语言沟通主要形式；熟练掌握非语言沟通在护理工作中的应用。
2. 熟悉非语言沟通的含义与特点；护士非语言沟通的基本要求。
3. 了解非语言沟通的原则与功能。

**【引导案例】**

患者肖某，手术前异常紧张焦虑，有了放弃手术的想法。护士了解到她家庭经济困难，两个孩子在家中需要照顾。交谈中这位患者不停低声啜泣。护士从患者的表情和举止中体察到她可能有陪伴的需要，于是默默地站在一旁陪伴了约五分钟，并轻拍患者胳膊，患者渐渐平复了情绪，之后护士就常来关心这位患者的生活起居，有时只是微笑着点一下头，护士的做法得到了患者的高度信任，至手术当日，该患者已能平静接受医务人员的安排。

请问：护士运用了哪些非语言沟通的技巧？

在护理工作中非语言沟通有着特殊的意义，对促进护患关系起着非常重要的作用。对于护士来讲，了解非语言行为的各种含义，有助于在沟通过程中把握自己的非语言行为对患者的影响，有助于了解患者的非语言行为所传达的信息从而深入了解患者的思想情感，更好地为患者提供所需的服务。

## 第一节 非语言沟通的基本知识

### 一、非语言沟通的含义与特点

#### （一）非语言沟通的含义

在人际交往中，非语言沟通具有非常重要的地位。有关资料表明：在面对面的交流过程中，那些具有社交意义的信息只有35%来自语言文字，而65%的信息是靠非语言沟通来完成的。也许你并没有说什么，但你的面部表情、行为举止、仪表风度、人际距离等，无不向人传递着某种信息，让对方明白你的意思。

非语言沟通是相对于语言沟通而言的，是指通过身体动作、体态、语气语调、空间距离等方式交流信息、进行沟通的过程。在沟通中，信息的部分内容往往通过语言来表达，而非语言则作为提供解释内容的框架来表达信息的相关部分。因此非语言沟通常被错误地认为是辅助性或支持性角色。

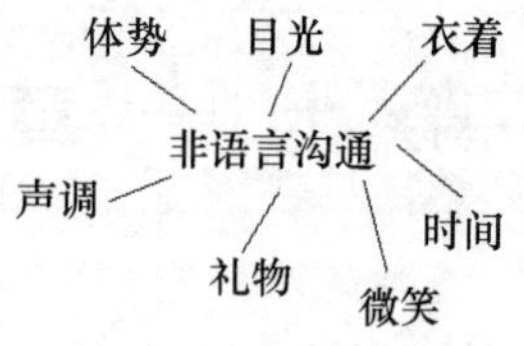

图 11 - 1　非语言沟通方式

### （二）非语言沟通的特点

**1. 无意识性**

与自己不喜欢的人站在一起时，保持的距离比与自己喜欢的人要远些；有心事，不自觉地就给人忧心忡忡的感觉。正如弗洛伊德所说，没有人可以隐藏秘密，假如他的嘴唇不说话，则他会用指尖说话。一个人的非言语行为更多的是一种对外界刺激的直接反应，基本都是无意识的反应。

**2. 情境性**

与语言沟通一样，非语言沟通也展开于特定的语境中，情境左右着非语言符号的含义。相同的非语言符号，在不同的情境中，会有不同的意义。同样是拍桌子，可能是"拍案而起"，表示怒不可遏；也可能是"拍案叫绝"，表示赞赏至极。

**3. 可信性**

当某人说他毫不畏惧的时候，他的手却在发抖，那么我们更相信他是在害怕。英国心理学家阿盖依尔等人研究，当语言信号与非语言信号所代表的意义不一样时，人们相信的是非语言所代表的意义。由于语言信息受理性意识的控制，容易作假，人体语言则不同，人体语言大都发自内心深处，极难压抑和掩盖。

**4. 个性化**

一个人的肢体语言，同说话人的性格、气质是紧密相关的，爽朗敏捷的人同内向稳重的人的手势和表情肯定是有明显差异的。每个人都有自己独特的肢体语言，它体现了个性特征，人们时常从一个人的形体表现来解读他的个性。

## 二、非语言沟通的原则与功能

### （一）非语言沟通的原则

**1. 适应性原则**

不同年龄、身份、地位的人在不同场合的表现是不同的，所使用的非语言沟通方式必须与整个的沟通气氛相一致。

**2. 自然原则**

使用非语言沟通方式，贵在自然。各种非语言沟通形式的含义不是严格划分的，只要是自然真情的流露，就能够为人们所接受。

**3. 针对性原则**

没有任何一种非语言沟通方式适合于所有的沟通对象。在使用非语言沟通的过程中，要充分考虑对方的沟通习惯。有的人喜欢身体的接触，有的人喜欢眼神的交流，有的人喜欢语言的沟通，要因人而异。

**4. 清晰原则**

很多非语言沟通方式的含义很不明确，在一般情况下，我们可以借助一些其他线索来判断它的准确含义。但是，在有些情况下，因缺乏必要的线索，使接收到非语言信息的人感到丈二和尚摸不着头脑，沟通的目的没有达到，反倒引起误解。因此，在不能确认对方能够准确解读的情况下要慎用非语言沟通形式。

**5. 建设性原则**

很多非语言沟通方式表达的都是些比较强烈的情感信息，难于被对方接受，其结果会引起激烈的冲突或者长久的仇恨。因此，在这些场合要本着礼貌、尊重、和解、友好的态度，克制非语言沟通信息的表达。

**（二）非语言沟通的功能**

非言语沟通的功能作用就是传递信息、沟通思想、交流感情。归纳起来是：

**1. 使用非言语沟通符号来重复言语所表达的意思或来加深印象的作用**

具体如人们使用自己的言语沟通时，附带有相应的表情和其他非言语符号。

**2. 替代语言**

有时候某一方即使没有说话，也可以从其非言语符号上比如面部表情上看出他的意思，这时候，非言语符号起到代替言语符号表达意思的作用。

**3. 言语沟通的辅助工具**

作为"伴随语言"，使语言表达的更准确、有力、生动、具体。

**4. 调整和控制语言**

借助非言语符号来表示交流沟通中不同阶段的意向，传递自己的意向变化的信息。

**5. 表达超语言意义**

在许多场合非语言要比语言更具有雄辩力，高兴的时候开怀大笑，悲伤的时候失声痛哭，当认同对方时深深的点头，都要比语言沟通更能表达当事人的心情。

# 第二节　非语言沟通的主要形式

## 一、体态语言

体态语言也叫体，是以身体动作表示意义的沟通形式。人们见面相互点头、握手或拥抱，就是用体语向对方致意、问候和欢迎。人们在交谈时身体略向前倾，不时点头，神情随着谈话的内容变化而变化，这些体态特征表示出对说话者的尊敬和礼貌。

体语主要包括头语、身姿和手势三种，它们既可以支持修饰言语，表达口头语言难以表达的情感意味，也可以表达肯定、默许、赞扬、鼓励、否定、批评等意图，收到良好的沟通效果。

**（一）头语**

点头这一动作可以表示多种含义，有表示赞成、肯定的意思；有表示理解的意思；有表示承认的意思；还有表示事先约定好的特定暗号等。在某些场合，点头还表示礼貌、问候，是一种优雅的社交动作语言。摇头一般表示拒绝、否定的意思。在一些特定背景条件下，轻微的摇头还有沉思的含义和不可以、不行的暗示。在倾听的时候，歪头表示认真；在听到悲伤的消息时，看着对方、歪着头表示同情别人的遭遇。

### ·（二）手势

手势是会说话的工具，是体态语言的主要形式，使用频率最高，形式变化最多，因而表现力、吸引力和感染力也最强，最能表达其丰富多彩的思想感情。从手势表达思想内容来看，手势动作可分为情意手势、指示手势、象形手势与象征手势。情意手势用以表达感情，使抽象的感情具体化、形象化，如挥拳表义愤，推掌表拒绝等。指示手势用以指明人或事物及其所在位置，从而增强真实感和亲切感。象形手势用以模拟人或物的形状、体积、高度等，给人以具体明确的印象，这种手势常略带夸张，只求神似，不可过分机械模仿。象征手势用以表现某些抽象概念，以生动具体的手势和有声语言构成一种易于理解的意境。

### （三）身姿

身姿是人们经常使用的姿势动作。例如，老师教学生要从小养成好习惯，要站如松，坐如钟，行如风，可以伴以简洁的身姿作为示范。人们协调各种动作姿势，并与其他无声语言动作，如眼神，面部表情等紧密配合，使各种表现手段协调一致，才能达到良好的沟通效果。

在临床护理工作中，体语起着很重要的作用。如护士进行操作时，不断地向患者说明该项护理的目的、注意事项，患者也不断地向护士提供自己的感受。但对一个进入陌生环境的患者来说常常更多地从护士的体语中来判断与护士的关系和自己的病情。如护士是平静地注视自己，还是表情夸张、说话时漫不经心，还是神情庄重，患者都能作出不同程度的判断。另外，患者向医护人员传递信息，也离不开体语。如某些患者的肌肉紧张、四肢抖动、烦躁不安、眼睛呆板等，都是病情发生变化的信号和征兆，必须引起高度警惕。

## 二、面部表情

面部表情是身体语言的一种特殊表现。人类具有异常丰富的脸部表情，在人际沟通中，人们的脸部表情起着重要的作用。人的面部表情非常丰富，许多细微复杂的情感，都能通过面部种种表现来传达，并且能对口语表达起解释和强化作用。脸面的颜色、光泽、肌肉的收缩与舒张以及脸部纹路的不同组合，便构成喜怒哀乐等各种复杂的表情。同样是笑，微笑、憨笑、苦笑、奸笑，在嘴、唇、眉、眼和脸部肌肉等方面都表现出许多细微而复杂的差别。因此，要善于观察面部表情的各种细微差别，并且要善于灵活地驾驭自己的面部表情，使面部表情能更好地辅助和强化口语表达。

## 三、眼神与目光接触

眼睛，这个心灵的窗户，它能表达许多言语所不易表达的复杂而微妙的信息和情感。眼神与语言之间有一种同步效应。通过眼神，可能把内心的激情、学识、品德、情操、审美情趣等等传递给别人，达到互相沟通的目的。不同的眼神，给人以不同的印象。眼神坚定明澈，使人感到坦荡、善良、天真；眼神阴暗狡黠，给人以虚伪、狭隘之感；左顾右盼，显得心慌意乱；翘首仰视，露出凝思高傲；低头俯视、露出胆怯、害羞。眼神会透露人的内心真意和隐秘。

目光接触是非语言交流的一种特别形式。和其他非语言交流形式一样，目光接触的意义变化很大，而且也依赖着前后情境关系；但在几乎所有的社会相互作用中，目光接触都传达着丰富的信息。首先，目光接触常用于调整谈话。比如，一位讲演者开始发言时转移目光，要结束时就抬起目光。转移目光似乎是为了预防反问和打扰，而抬起目光标志着一个问题的结束并允许其他人发言。

目光接触同样也能表明他有无兴趣。电影里经常有互相凝视的两个人，以表示爱情、热情和极大的关心。当然，作为对某人表示吸引的方法，我们肯定都熟悉长时间的目光接触。另外，一次偶然的谈话，如果其中一个谈话者总保持着目光接触，就会变成一种浪漫的表示。相反，避免或中断目光接触，通常是对一个人不感兴趣的标志。的确，当某人在谈话中目光不接触时，一般就认为他或她是心不在焉。目光不接触，典型地说明他或她对所说的内容不感兴趣。

然而，这种一般原则也有例外。目光不怎么接触，有时可以说明某人害羞或害怕，另外正传达坏消息或诉说痛苦事情的人，也可能避免目光接触。

## 四、人际距离

人际距离不仅是人际关系密切程度的一个标志，而且也是用来进行人际沟通的传达信息的载体。所谓人际距离是指人与人之间的空间距离，当人与人交往时处于不同的空间距离中，就会有不同的感觉从而产生出不同的反应，因为人际距离传递出了不同的信息。彼此关系融洽的朋友总是肩并肩或面对面地交谈。而彼此敌意的人只能是背对背以示不相往来。恋人之间的亲密无间能表明二人关系发展到了一定的程度。

美国学者 E. T. 霍尔提出了距离学的理论来阐述人际距离影响沟通的问题。他把人际距离划分为四个区域：

（1）亲密的距离为 0～0.46m，在这个区域内来往的人，彼此关系是亲密的，一般是在亲属之间，亲爱者之间。

（2）熟人区域在 0.46～1.2m 之间，一般是老同事，老同学，关系融洽的邻居，师生等等，都处在这一区域内。

（3）社交的距离在 1.2～3.6m 之间，进入这一区域的人彼此不十分熟悉。

（4）演讲即作演讲报告的区域，一般在 3.6m 以上。比如教师的讲课，报告人在礼堂做报告等。

## 五、时间控制

时间本身不具有语言的功能，不能传递信息，但是人们对时间掌握和控制，却能用来表示一定的意思。在职业生活中，人们往往会以时间来传递某种信息和态度。比如开会时的早到、迟到或中途退场，往往对会议召集者表示出自己对会议的态度。当然迟到本身也包含着不礼貌的信息。

在职业人际交往中，与人约定的时间不可过早到达，尤其是到新朋友、同事家赴宴，但也不可迟到，这样会使主人感到不高兴，会被认为对他的不尊重和轻蔑。在护理工作中也要注意时间问题，如什么时间给患者注射、换药，什么时间给患者进行生活护理，要安排的井井有条，不能耽误护理或是影响患者休息（如午睡）。

## 六、仪表衣着与环境布置

仪表、衣着服饰是一种无声的语言，仪表是否端庄，衣着服饰是否美观大方。服装表现出自己的审美情趣，表现出对他人的态度。

护士浓装艳抹、穿金挂银，这种装饰同样让患者感到不信赖。

既不能不修饰，又不能过分修饰，提倡"淡妆上岗"。

环境布置也能表达出一定的信息。

国外医院的儿科病房，布置的很家庭化，环境整洁，又有许多好玩的玩具，好看的画册，传递出的信息是很温馨的，儿童患者很容易适应这样的环境，从心理上对疾病的恢复起到一定的推动作用。

## 七、接触

人体接触所表达的信息较多。一是表示亲近、关系密切；二是表明一种关怀或服务。如医患、护患之间的接触，父母与儿女之间的接触；三是表明爱意等。

护士在为患者护理时的接触属于医源性人体接触，是职业需要，同时也是一种关怀，当患者诉说头痛、发病时，护士用手触摸患者的额头；患者手术时极为紧张，护士握住患者的手使其减少恐惧、情绪稳定；以上均表明一种关怀，起到此处无声胜有声的作用。

## 八、类语言和辅助语言

类语言是指无固定语义的发声，如哭声、笑声、叹息、呻吟以及各类叫声。

在一定意义上说，类语言虽然不是语言，但有时却胜似语言。它在沟通思想、感情方面的作用，丝毫不比语言逊色。例如就笑声而言，有哈哈大笑、爽朗的笑、略有声音的笑、傻笑、苦笑、冷笑、狞笑、干笑、皮笑肉不笑、讨好上司的笑等等。如此多种类的笑，其表达思想和情感的内容异常丰富。

辅助语言是指言语的非词语的方面。即声音的音质、音量、声调、语速、节奏等等，它们是言语的一部分，却不是言语的词语本身。辅助语言有时也可以表达出不同的意思，借助它来传递某方面的信息。比如用轻缓和平稳的语调说："你真聪明"，表达了对对方的称赞和敬意；如果语速较快，声调尖刻地说："你真聪明"，那无疑是在讥讽对方。如护士在给同一患者注射时用轻缓的声调说："请准备好，我要给您打一针。"同样一句话，采用高兴的声调说，所产生的效果是不一样的。前者似春风拂面，患者感到温暖、安全，后者则使患者心理上产生紧张感。

**身体语言的信息传递**

| 肢体语言表述 | 行为含义 |
| --- | --- |
| 手势 | 柔和的手势表示友好、商量，强硬的手势则意味着："我是对的，你必须听我的" |
| 脸部表情 | 微笑表示友善礼貌，皱眉表示怀疑和不满意 |
| 眼神 | 盯着看意味着不礼貌，但也可能表示兴趣，寻求支持 |
| 姿态 | 双臂环抱表示防御，开会时独坐一隅意味着傲慢或不感兴趣 |
| 声音 | 演说时抑扬顿挫表明热情，突然停顿是为了造成悬念，吸引注意力 |

# 第三节　护理实践中的非语言沟通

## 一、非语言沟通在护理工作中的作用

### （一）建立良好的护患关系

　　微笑是情感表达的一种，微笑服务能缩短护患间的距离，与患者建立良好的护患关系。如一位老年患者出院前对我说："姑娘，你对我们总是笑咪咪的，我们病房的人一有事就喜欢找你，你可别嫌弃我们。"由此可见我们的面部表情对护患之间相互关系的建立起很大作用。患者入院后，我们对患者微笑，患者即感到亲切；相反，我们表情冷漠、不耐烦或将个人的不良情绪带到工作中，患者就感到惧怕、疏远或不信任，即使他们有心理和生理上的问题，也不会向我们透露，我们就不能从患者那里得到更多的信息，无法实施有效的护理。

### （二）能够稳定患者的情绪，改善患者不良的心理状态

　　患者在接受治疗时，心理疑虑很大，要求我们护士技术过硬，才能给患者以安全、信任感，尤其是在危、急、重症患者面前表现出勇敢、坚毅、镇定、当机立断等非语言行为，无疑能使患者的情绪由恐惧、焦虑到平静、稳定，改善患者不良的心理状态。如大面积烧伤的患者，往往需做一些血液方面的检查，经常要在股静脉等部位采血，这时我们如能一针见血，就可减轻患者躯体上的痛苦，及时了解病情。

### （三）有利于配合各种治疗护理，使之得以实施

　　抚摸可缩短护患之间的空间距离，增进护患的感情沟通，护士在查房时，对某些患者可采用触摸的方式进行非语言沟通。如对于幼儿可抚摸患儿的额头，使患儿产生亲切感，减轻恐惧心理，有利于护士对患儿进行各项护理操作；对于老年人，可在床边看一看伤口愈合情况，摸摸脉搏，拉拉被子，使患者感到护士对他的重视、关心、

体贴，消除顾虑和不安，增强治疗的信心和勇气。

### （四）促进患者的身心健康，杜绝某些悲剧的发生

沉默这种非语言的使用在很多严重及晚期患者的护理中有其特殊的意义。此类患者由于治疗时间长，痛苦大，一些患者对治疗失去信心，产生绝望心理，情绪不稳定，常无缘无故发脾气，责骂医生、护士，甚至拒绝治疗。这时护士应明确自己的角色，不应对患者产生怨烦情绪，应站在患者一旁表示沉默，让患者将内心的情绪宣泄出来，当患者安静后再安慰与鼓励患者。

### （五）能维持和调节交流的进行，促进语言沟通

非语言沟通在应用时往往能与语言沟通同时进行，达到相互形成的作用。例如在收集病史资料时，常与患者进行互通信息性交谈，交谈过程中灵活运用调节动作，即向对方点头表示"说下去"或"我明白了"，能维持和调节交流的进行，鼓励患者与我们进行交谈；相反，交谈中我们只是不动声色地倾听，气氛与效果均不满意。又如与患者进行治疗性交谈时，可运用指示动作（即做示范）补充语言，让患者更充分地理解我们的目的和要求，更正确地掌握某项技能、某个步骤以更好地配合治疗。

## 二、护士非语言沟通的基本要求

护士在与患者的沟通中要注意自己的非语言行为，使之符合人际交往的行为规范。从心理学角度看，行为受动机支配，不同的动机可以表现不同的行为，而动机又受内外因素的影响。要使护患交往的动机与效果一致，给患者留下美好的印象，护士就必须学习和掌握非语言沟通的基本要求。

### （一）尊重患者

尊重患者就是要把患者放在平等的位置上，使处于疾病状态下的患者保持心理平衡，不因疾病受歧视，保持人的尊严。护士尊重患者的人格，就是要尊重患者的个性心理，尊重患者作为社会成员应有的尊严，即使是精神病患者也同样应该受到尊重。

### （二）适度得体

护士的举止和外表常常直接影响到患者对护士的信赖和治疗护理的信心，影响着护患之间良好人际关系的建立。当与患者初次接触时，护士的举止仪表、风度等给患者留下良好的首次印象，就为日后交往奠定了良好的基础。在与患者的交往中，护士的姿态要落落大方，面部笑容要适度自然，言谈举止要礼貌热情，称呼、声音、语气要使患者感到亲切、温暖。与异性患者接触应消除邪念，尊重社会习俗。

### （三）敏捷稳重

护理工作是为了治病救人，对时间的要求很严格，特别是在抢救期间，时间是生命。延误时间就可能贻误治疗，甚至危及患者生命。因此护士工作，特别是在抢救危重患者时，既要敏捷果断，又要稳重有序。只有这样才能真正做到维护患者的健康，赢得患者的信任，同患者建立起良好的护患关系。

### （四）因人而异

患者是千差万别的，每个患者都具有其个性特点，非语言行为方式也各不相同。在护患沟通中，护士要站在患者的角度上，通过倾听、提问等交流方式了解其真实感

受。如果护士不能很好地理解患者、体验患者的真实情感，就无法使自己与患者的交往行为具有合理性与应对性。护士只有在体验到患者情感状态的前提下，才能准确地理解患者的非语言信息。护士在日常生活和工作中要善于观察不同患者在不同心态下的非语言行为，并努力寻找各种非语言行为之间的内在联系，总结出不同患者在不同情绪状态下的非语言行为模式，这样才能有效地进行护患沟通，达到满意的治疗性沟通效果。

### 知识链接

| 行为 | 医护职业形象应具备的特征 |
|---|---|
| 表情 | 微笑、友善、关爱的面部表情；使用柔视型目光与服务对象相互交流 |
| 手势 | 规范的示意手势，手掌向上；手势幅度不宜过大；问候、关爱时触摸对方 |
| 衣着 | 暖色调工作服、颜色对比不宜过于鲜明 |
| 语气 | 温和、诚恳，有很强的感染力；语速适中，有表现力，强调关键词汇 |
| 声音 | 音量不宜过高；使用乐观、正确的词汇；柔和，充满关爱 |

## 三、非语言沟通在护理工作中的应用

### （一）护理工作中存在的非语言行为

#### 1. 患者的非语言行为

护士应该特别注意患者通过非语言信号所传递的有关病情、态度、情感方面的信息，及时帮助患者解决相应的困难和问题。例如，性格内向的患者往往不愿意直接表达自己的需求，唯恐护士因自己的不便而感到厌烦，特别是涉及敏感部位或问题时，如导尿管出现不畅、便秘严重、生殖器官发炎等。这时，虽然患者没有通过语言信号向护士传达自己的需求信息，但他们的眼神、表情、姿势，或者人体的"副语言"，如咳嗽、叹气、"哼"、"嗯"、都可传递某种需求信息。护士及时洞察这些信息，既是护士职业本能的体现，也是护士了解患者真实情况的一种重要渠道。因为，非语言信息往往比语言信息更具有真实性，更趋向于发自内心，并难以掩饰。

#### 2. 护士的非语言行为

护患交往中，护士仪表姿态举手投足都直接影响护理信息的接收与传递，而护士在与患者交往中往往处于主导地位，多数患者是以求助者的身份来医院就医，他们一般没有过多的医学知识，即使有医务人员的解释，患者也不会理解疾病的所有信息，有时就会从护士非语言行为中妄加揣测，甚至护士在患者面前皱一下眉毛都会引起患者的担忧。同样，护士以自身文化背景作为出发点解释患者的非语言行为也不一定是完全准确。如：护理过程中护士与患者保持目光接触传递鼓励的眼神可以缓解患者的紧张情绪，使其获得安全感，增强护士的亲和力。但临床上常常由于护士的繁忙经常会见到护士一边急急忙忙走路一边回头与患者说话，有的站在门口，远距离与其对话，或边埋头干自己手中活边回答患者的问题。不注意语音、语调使患者产生了疏远感与信任感，影响到了以后的沟通。因此，护士要特别注意自己的非语言性行为可能带给患者或家属的正面或负面的影响。整洁的服装、和蔼的表情、娴熟的动作，这些无声的语言都在向患者传递着这样一个信息——这是一位认真、严谨、负责的好护士；相反，衣衫不整、表情冷漠、动作笨拙的护士，即使不说话，也会令患者难以信任。患者对护士的信任度越高，越有利于护患之间的相互沟通，护理工作也能取得事半功倍的效果。

### （二）护理工作中非语言沟通的应用

非语言沟通虽然在人际交往中有重要作用，但却不像语言沟通那样被人察觉。护士应学会使用非语言沟通是十分必要的，例如，对待气管插管、耳聋、脑卒中不能言语的患者，或者不具备良好语言表达能力的患儿，护患之间的非语言沟通就起到了"此时无声胜有声"的重要作用。护士要尊重患者的文化需求、风俗习惯，以免影响治疗和护理。因此，护士要提高自身传统文化的修养，对民族宗教等文化相关的知识都要有所了解，遇到不同的患者时，不但要能从基本资料中评估患者的文化背景，也要学会从患者及其家属的文化信仰中获取相关信息。这样就可以把握成功沟通的"度"，护士与患者沟通时，要随时观察患者的面部表情及病情，及时了解患者的需要，及时满足患者的需要，准确地定制或调整护理措施加以应对，以取得良好的沟通。

**1. 保持优美的仪表**

人们对他人的第一印象往往是基于他的外表，第一印象产生的时间很短，反映一个人的文化背景和修养，而且将影响沟通效果。护士作为人类赋予的"白衣天使"，首次与患者接触时，要注意自己的外在形象，着装干净得体、修饰恰当、举止大方可建立良好的第一印象，会使患者产生信任感、安全感，能对护患关系起到积极、正向的作用。护士应以饱满的热情、良好的状态、旺盛的精力去面对患者，让患者意识到生活的美好、生命的重要，以便配合治疗；否则会引起患者反感，影响护患关系，从而影响治疗与护理。

**2. 保持良好的面部表情**

面部表情是沟通交流最丰富的源泉。作为护士应意识到自己面部表情的重要性，尽可能去控制那些容易引起误解的表情，如由于患者要求较多、要求过高，现有条件无法满足，致患者及家属与护士产生矛盾，而使护士表现出厌恶、敌意等。患者很敏感，他会仔细观察护士的面部表情，并与自己的情感、病情相联系。

护士的面部表情要因情况而灵活运用。一般情况下常用微笑，它具有很强的勉励力和感染力，患者视为友善、轻松、信任感，能有效地缩短双方的距离，给对方留下美好的心理感受，从而形成融洽的交往氛围。而对不同场合。如果能用微笑接纳对方可以反映出本人良好的修养、待人的至诚。护士与新患者和病情轻的患者打交道时应注意面带微笑，说话要慢、要轻柔，不要多用手势，与患者说话或听患者说话时要注视患者的眼睛和面部，以示认真和尊重患者；在紧张患者面前，表情轻松自如；在痛苦不堪的患者面前，表现出温和、慈祥、同情；在抢救重患者时，话语不宜过多，动作要轻、快、稳，以求尽快减轻患者的痛苦，面部表情要专注，不应微笑，患者痛苦时可皱皱眉头，以视同情，增加患者的心理安慰。患者会时常仔细观察护士的面部表情，因此护士应尽力控制一些会给患者造成负面影响的表情。

**3. 保持温和亲切的眼神**

目光接触即眼神的交流，是护患交流中非常重要的部分。理想的情况是护士坐在患者的对面，使双方的眼睛在同一水平面上，体现平等的关系。目光的位置大体在对方的嘴、头顶和面颊两侧这个范围为好，而且表情要轻松自然，目光范围过小，会使对方有压迫感；目光过大则显得太傲慢、随便。护士应避免向下看患者，因为这样会给患者一种居高临下的感觉，产生自卑感。另外，护士还要注意，自己不要太紧张，不要担心患者提问自己回答不出来，结果听不进患者的话，影响沟通。

**4. 保持细心的观察**

要善于观察患者的感受与体验，在与患者交往中要善于观察患者的反应，从他们说话时的表情、动作、眼神里发现信息，了解是否能接受、理解，态度如何，有何心理反应，这样可以及时掌握患者的心理动态，随时改变沟通方式及内容。同时护士应注意到自己的言行时刻都在患者的注目之下，并对患者产生一定影响。因此，护士要有意识、自觉地以自己良好的体态语言使患者获得良好的心理效应。

**5. 保持适度的接触**

适度的触摸能增加语言表达的形象感，对患者有极大的感染力，触摸是人类情感表露方式之一，也是护患交往的一种积极有效的方式。为了鼓励和安慰患者，护士可以采取轻轻地抚摸，使不安静的患者安静下来。适时的触摸可使患者获得关心、体贴、安慰和支持等情感。如：护士为生活不能自理的患者翻身、叩背、患者可产生温暖和亲切感，触摸手术中的患者，使患者增加安全感，消除紧张恐惧情绪，尤其对小儿往往能产生奇效。当然，触摸的运用中要注意性别、文化背景及触摸的形式等，如：男女有别、不同民族礼尚规范等，以便获得良好的沟通效果。这些无声的动作都倾注着护士的体贴。

总之，恰当的非语言沟通可给患者以亲切、温暖、安全、体贴、被尊重的体验，减轻患者的心理负担，改善患者的不良心态，为护士在紧张忙碌的工作中更好地实施心理护理提供了可行的方式和方法，由此而取得彼此间的了解、信任及良好的人际关系。

## 实训九　护理工作中非语言沟通训练

**【目的】**

1. 熟悉非语言沟通的主要形式。
2. 学会在护理工作中运用非语言沟通。

【学时】2 学时。

【准备】

1. 场所准备 在教室或实验室进行。

2. 学生准备

（1）学生衣帽整齐，着装整洁，符合护士行为规范要求。

（2）组织学生观看多媒体：复习《第十一章护理工作中的非语言沟通》的内容。

（3）分组训练：学生 2~3 人一组练习，进行角色扮演，互相评价。

3. 情景设置

情景设置一：一位护士正在给患者进行擦浴的护理，请运用非语言沟通进行练习。

情景设置二：护士小肖在办公室写护理记录，看见对面休息室里坐着一位老太太似乎很悲伤的样子。她就走过去坐在老太太身边问她有什么需要帮助的。老太太说她老伴得癌症已经扩散到全身……说着便流下了眼泪。请问，这位护士如何运用非语言沟通劝说患者。

情景设置三：护士小李看见张女士术后皱着眉头很痛苦的样子，额头上冒着汗，便走到床边，一边用纸巾轻轻揩去张女士头上的汗，一边亲切地说："你感觉怎么样？有什么要我帮助的吗？"张女士说："哦！我的伤口很疼，能再给我一片止疼药吗？"如果你是这位护士，你该怎么做，沟通中注意运用非语言沟通。

【学生展示】每组按情景设置内容准备提纲，根据案例情景编排角色，师生共同评价，指出不足，进行鼓励。

【评价要点】

1. 能力评价 情景训练是否按要求进行并全部完成；非语言沟通运用是否全面；角色安排是否合理、表演是否连贯流畅；训练过程是否有序进行。

2. 技能发展评价 语言是否文明、规范，称谓是否合适；非语言沟通的运用是否合适；还存在哪些问题。

3. 团队精神评价 各小组配合是否顺利；是否积极参与；是否体现了团结协作精神。

4. 创新精神评价 非语言沟通运用是否新颖、有创意。

5. 职业情感评价 训练中是否精神饱满；对患者态度是否热情诚恳、亲切关心；是否有微笑服务；是否尊重患者。

目标检测

一、单项选择题

1. 非语言沟通方式是（　　）

　　A. 动作　　　　B. 表情　　　　C. 仪表、姿态　　D. 以上都是

2. 在护患交往中，护士微笑的作用不包括（　　）

　　A. 改善护患关系　　　　　　　　B. 化解护患矛盾

C．优化护士形象　　　　　　　D．缩短护患之间的空间距离

3．一位护士在与一位患者交谈的过程中，当患者谈到住院以来的高额费用时异常激动、不满。为了缓解患者的情绪，护士此时可采用的交谈技巧是（　　　）

　　A．倾听　　　　B．沉默　　　　C．提问　　　　D．阐释

## 二、简答题

1．护士非语言沟通主要形式有哪些？

2．护理工作中非语言沟通有哪些作用？

## 三、案例分析题

刘女士，52岁，因上腹部间断性疼痛，进食后饱胀感，体重减轻5个月，门诊诊断胃癌收入院。在此之前，护士小王已接到住院处通知，提前为患者准备好了病床。当患者搀扶着走进病房时，护士小王见患者表情痛苦。交谈中这位患者不停低声啜泣。护士从患者的表情和举止中体察到她可能有陪伴的需要。

请问：如果你是这名护士，你该怎么办？

（韩　悦　王　爽）

# 第十二章

## 护理实践中的沟通艺术

**【引导案例】**

患者李某，女，36岁，卵巢癌，最近在病房少言寡语，闷闷不乐，忧心忡忡。

请问：患者有哪些心理特点？作为护士，如何与此患者进行沟通？

随着现代护理学的发展，护患之间的交流方式和渠道在不断地拓展，沟通范围和内容既涉及到护理专业的治疗性沟通，也涉及到不同情景下与特殊患者的沟通以及不同文化背景下的跨文化沟通。这些都要求护士不仅要有医学护理学的专业知识，还要具备良好的沟通能力、敏锐的观察能力和积极的应对能力。

## 第一节　治疗性沟通技巧

### 一、治疗性沟通概述

治疗性沟通是一般性沟通在护理实践中的具体应用，信息发出者与接受者是护士和患者，而要沟通的事物是属于护理范畴以内的专业性事物（不仅限于在医院范围内的，可包括家庭和社区的所有与健康照顾有关的内容）。其特点是护患双方围绕与健康有关的内容进行有目的的、以为患者健康服务、满足患者需要为中心的沟通。治疗性沟通的内容是护理范畴与健康有关的专业性知识内容。较好地运用沟通技巧能使我们与患者真诚交往及做好整体护理。由于这些具有服务精神的、和谐的、有目的的沟通行为可以起到治疗的作用，因而称之为治疗性沟通。每个专业护士必须有意识地、有计划地进行学习和运用。

因此，凡可以起到治疗作用的，围绕患者的健康问题、具有服务精神的、和谐的、有目的、可以起到治疗作用的沟通行为称之为治疗性沟通。

治疗性沟通的目的主要是建立良好的护患关系；收集资料；促使患者参与治疗护理，积极合作；向患者宣教健康知识，提高其自我护理能力；为患者提供心理社会支持，促进身心健康。

治疗性沟通的原则是目的原则，易懂原则，和谐原则，尊重原则。

## 知识链接

### 治疗性沟通与人际沟通的区别

| 项目 | 治疗性沟通 | 一般人际沟通 |
| --- | --- | --- |
| 目的 | 协助患者恢复、促进健康 | 彼此需要 |
| 目标 | 满足患者的需求 | 无特定目标 |
| 观念 | 护士接受患者的观念 | 观念一致 |
| 责任 | 护士负责导向 | 俩人共同负责 |
| 时间 | 此时此刻 | 现在、过去、将来 |
| 交谈焦点 | 护患双方均知道 | 不一定都知道 |
| 话题 | 与患者的健康相关 | 任意话题 |
| 情感运用 | 护士鼓励患者自我表露 | 因人而异 不固定 |
| 时间长短 | 根据目标情况而定 | 因人而异 |
| 结束 | 经过计划与讨论 | 没计划 没法预测 |

## 二、治疗性沟通中的技巧策略

### （一）提高护士专业知识水平

由于患者对疾病知识的缺乏以及对病情的焦虑，因此迫切希望了解与疾病有关的情况。如果护士掌握了较为丰富的知识，在与患者的沟通过程中耐心、温和地讲解，并根据患者目前的情况给予开导、解释、鼓励患者稳定情绪，树立信心，积极配合治疗，那将会产生良好的心理治疗效果。因此要求我们的医务人员在工作中要不断学习，增添新知识，不仅要有专业知识，还应掌握心理学、社会学、人际交往、教育学等学科知识，使自己在护患沟通中充满自信，有说服力，取得患者信任，以便解决患者提出的健康问题，消除影响康复因素。在治疗性沟通中，语言应通俗易懂、朴实自然，表情亲切，多用通俗易懂的大众词语，尽量不用医学术语，使患者容易理解接受，也容易缩短护患距离。

### （二）因人而异、增加沟通的灵活性和亲切感

护士与患者进行沟通时应注意因人而异、因时制宜和因地制宜。由于患者的年龄、职业、性格特点、文化程度等不同，而且因个人的病情不同，采取的沟通方式也应该不同。同时，要表现出对患者的充分尊重和友好，给予得体的称谓，首次沟通时要先做自我介绍，使用礼貌性语言，善用安慰语，多用鼓励话，巧用权威话，慎用消极语，

禁用伤害语。举止稳重，态度和蔼，用亲切的目光、真诚的表情、轻柔的手势、良好的言行举止感染患者，温暖患者的心，给患者留下良好的印象，让患者感觉心情舒畅，愿意进行沟通。

### （三）认真倾听，鼓励患者积极暴露信息

护士在与患者进行治疗性沟通时，要利用"主动聆听"来弄清楚患者所关心的问题是什么，切忌在患者结束他的重要诉说前打断他的谈话，要鼓励患者积极暴露信息。在护患沟通中，患者可能说不清自己的病情感受，护士要通过耐心细致的开放性提问来启发、帮助患者说出自己的症状和感受。倾听并不是只听对方所说的词句，还应注意其说话的音调、流畅程序、选择用词、面部表情、身体姿势和动作等各种非语言性行为。倾听包括注意整体性和全面地理解对方所表达的全部信息，否则会引起曲解。

### （四）娴熟的技术、文雅的举止、美好的语言

这些更是维系沟通效果的纽带，是取得患者信任和密切护患关系的重要环节。患者就诊时往往存在着恐惧、焦虑心理，希望得到医护人员的重视、理解和认真治疗。护士需要直接面对患者，工作印象的好坏，不仅影响沟通效果，也关系着治疗效果。作为一名护士，首先要做到能使患者产生依赖和安全感，以消除患者不必要的惧怕。问诊、主诉与沟通的规律，设计提问程序，应有一定模式，逐一询问。护士要主动与患者交流沟通，适时地安慰、鼓励和解释并可作意识和注意力的转移引导，以消除患者对疾病的惧怕心理，并进行必要的解释，以获得心理治疗最佳效果。有些患者由于文化背景关系，对治疗目的不大了解，对治疗效果抱怀疑态度，这就需要在交流、沟通时细心认真倾听，耐心指导，达到理想的治疗效果。

## 三、治疗性沟通的影响因素

在治疗性沟通中，护士是占主导地位，有时会说话简单或其他原因不自觉地阻碍了与患者的深入交往。护士应注意不讲影响沟通的话如以下五种情况：

**1. 改换话题**

直接改换话题，或对无关紧要的内容作出反应以转移讨论重点。

**2. 说教或主观判断**

用说教的口气对患者的处境和感情发表个人的见解，如"你不该这样想"、"你的想法是错误的"等，这会影响患者继续表达自己的感觉。

**3. 虚假的或一般性的安慰**

为了使患者"高兴"，讲些肤浅的、一般的宽心话，如"你一定会好的"、"病情会越来越好，你放心好了"，这会使患者感到你是在敷衍了事，并不真正想了解他的感受，也不能使患者安心。

**4. 匆忙下结论或提出解决办法**

为了尽快解决患者的问题，不等患者说完就提出意见，这样往往不能解决患者的真正问题或全部问题，反而使患者增加新负担，感到自己不易被人理解。

**5. 不适当地隐瞒真情**

如在患者为疾病而感到焦虑或恐惧时，护士不能根据具体情况分别对待，而说

"你的健康情况不错，血压也不高，吃的药也是最好的……"，这样会防碍患者进一步谈出自己的顾虑及正确对待疾病。

　　总之，治疗性沟通是整个医疗护理过程中的一个重要环节，加强治疗性沟通可以增加患者对医护人员及医院的信任，增加医护人员与患者之间的信息交流和相互理解，增强患者战胜疾病的信心，取得患者最大限度的密切配合，使很多医疗纠纷得以化解或使医疗纠纷消灭在萌芽状态。护士应不断的学习广泛的护理知识，包括心理、社会、人文等各方面的知识，并不断实践，使沟通技巧逐渐完善、成熟，成为被全社会认可的科学的治疗方法。

# 第二节　特定情景中的沟通艺术

## 一、与特殊情绪患者的沟通

### （一）对待愤怒的患者

　　一般情况下患者的愤怒都是有原因的。护士应首先证实患者是否在生气或愤怒，可问他："看来你很不高兴，是吗?"然后可说"我能理解你的心情"以表示接受他的愤怒。其次是帮助患者分析发怒的原因，并规劝他做些可能的运动。最主要的是护士不能失去耐心，被患者的言辞或行为所激怒，要动之以情，晓之以理，视其愤怒为一种健康反应，尽量让患者表达和发泄焦虑或不满，从中了解他们的需求，尽最大可能地与他们沟通，缓解他们心里的压力，解决他们的问题，稳定他们的情绪，使其身心尽快恢复平衡。

### （二）对待病情严重的患者

　　患者病情严重或处于危重状态时，与患者沟通的时间要尽量缩短，一般不要超过10～15分钟。提问以封闭式问题为好，或更多地使用非语言的方式来进行沟通。对有意识障碍的患者，护士可以重复同一句话，以同样的语调反复说，以观察患者的反应。对这样的患者进行触摸可以是一种有效的沟通途径，但在触摸前要告诉患者，要假设患者是能够听到的，同时应注意尽可能保持安静的环境。对昏迷患者可以就具体情况增加刺激，如触摸患者或与患者交谈，以观察患者是否有反应。

### （三）对待悲哀的患者

　　当患者患了绝症或遇到较大的心理打击时，会产生失落、沮丧、悲哀等反应。护士可以鼓励患者及时表达自己的悲哀，允许患者独处。还可应用鼓励、发泄、倾听、沉默等技巧表示对患者的理解、关心和支持，多陪伴患者，使其尽快度过悲伤，恢复平静。

### （四）对待抑郁的患者

　　抑郁的患者一般是在承受了诊断为绝症或其他原因后出现的反应，他觉得自己对家庭和社会没有价值，悲观失望，往往表现为说话较慢、注意力不集中、漫不经心、反应少和不主动，甚至有自杀倾向。由于他很难集中注意力，有悲观情绪，或者显得很疲乏，所以不容易进行交谈，护士应以亲切和蔼的态度提出一些简短的问题。并以实际行动使他感到有人关心照顾他。

### （五）对待哭泣的患者

患者哭泣表明悲伤，有时哭泣也是一种对健康有益的反应。护士应首先了解患者哭泣的原因，可通过与其家属的沟通获得。当患者哭泣时，不要阻止，允许患者独处、发泄、沉默等。最好能与他在僻静的地方待一会（除非他愿意独自待着），可以轻轻地安抚他，片刻后给一块冷毛巾和一杯温饮料。在哭泣停止后，用倾听的技巧鼓励患者说出流泪的原因，使患者及时调整悲哀心理，恢复平静。

### （六）对待对感觉有缺陷的患者

这类患者往往有自卑感，也可表现为不愿与医护人员配合治疗，不与人讲话，无法面对现实，失去生活的信心。此时，护士可运用亲切的语言，适当的关怀，创造良好气氛，然后采用针对性、有效的方法努力达到沟通。如对听力丧失的患者，要想到他听不到护士进病房时的动静，可轻轻地抚摸让他知道你的来到，在患者没见到你之前不要开始说话，应让患者很容易看到你的脸部和口形，并可用手势和脸部表情来加强你的表达。对聋哑的患者，用纸笔或能让患者看到的嘴形、哑语等与之交谈。此外，护士可推荐患者上网或阅读相同患者的事迹，帮助患者重拾生活的信心，积极配合治疗与护理，争取早日重返社会。

## 二、临床护理不良事件的应对技巧

当今的护患关系已成为社会普遍关注的焦点，也是社会的敏感话题，处理好护患关系、创造良好的医疗服务氛围，是护患双方都需要的。面对护患矛盾，护士应该掌握处理方法，化解矛盾，构建和谐的护患关系。

### （一）建立和谐的护患关系

良好的护患关系要建立在相互信任的基础上。护士是与患者接触最密切的一个群体，做好新入院患者的接待工作，会给患者留下良好的第一印象，熟练的技术操作、专业的健康指导和良好的服务态度也是赢得患者信任、增加患者安全感的重要方面。此外，真诚地帮助患者解决遇到的问题和困难：如解析医疗费用明细、说明各项治疗的目的及作用，以及帮助患者解决进餐、打水等生活难题，会使患者感到温暖，使他们体会到被尊重与被理解，提高了患者的依从性，有利于医护人员顺利地开展工作。

### （二）护士应对不良事件的态度

工作中一旦突然发生变故，患者和家属会有怀疑、焦虑、愤怒等心理状态，同时也有希望得知事情发展的具体后果、得到护士帮助的心理需求。护士作为第一责任人（即当事人），积极地干预和引导与消极被动地处理问题，会产生截然不同的效果。护士应针对患者及家属的心理特点，从患方需要的角度出发，积极主动地处理问题。首先医护人员要表现得沉着冷静，无论院方是否负有责任或过错，都要安抚患者和家属，同时了解患方的需求，积极引导，为解决问题寻找出口，化解矛盾。推诿和逃避，只能让患方认为院方是因为有过失而不敢承担责任。而要与患方建立有效的沟通，必须从患方的利益和角度出发，积极地想办法找措施，并拿出解决问题的办法或方案，供患方选择。这样患方认识到医院的态度积极而诚恳，是替患者着想值得信赖的，因而采纳院方的意见，给予医院必要的理解和配合，从而使医院变被动为主动并最终使不良事件得以妥善解决。

此外，在处理不良事件过程中护士要把握尺度，做到不卑不亢，不能让患者左右我们的情绪或陷入责任纷争的泥潭，不仅要有良好的心理素质，还要有积极正确的应对措施，力争使双方能够建立良好的沟通交流的平台，为事件的解决奠定一个相对平等、相互信任的良好基础。

**（三）提供有说服力的相关资料**

发生不良事件后，护士要认真分析出现问题的可能因素，及时收集相关资料和证据（包括人证和物证），为我们处理这类事件提供可靠有力的依据，做到有证可举。比如保留有异议的药品或器材，提供药品说明书，或通过实验的方法提供证据，给患者合理的解释和说明，消除疑虑。

**（四）把握解释沟通的分寸和技巧**

对于一般性护患矛盾，如果是我们工作上的缺陷给患者造成不满，那么要真诚地向患者道歉，安慰患者，并向患者解释原因，以取得患者的谅解。如果在处理矛盾过程中，双方出现言辞过激，我们不能很好地控制情绪时，先期处理人员可以暂时回避，请其他人员协调解决，避免护患纠纷的进一步加剧。如果后果严重，当事的护士没有能力独立处理，必须上报上级领导，及时讲明事件真相，切忌隐瞒不报，使院方处于被动。需要引起护士注意的是，与患者和家属沟通说明时，要视患方的情绪和态度做适度解释，不能一味地要求患者理解自己的所作所为，而忽略了患者的感受，我们需要注意护理活动不仅要合理，而且要合情。

**（五）转化目标、化解矛盾**

患者和家属在治疗过程中，对治愈疾病的期望值较高。但是由于现代医疗技术的局限和所患疾病的不同，患者的愿望得不到实现、心理需求得不到满足，就会产生挫折感，产生不满情绪。作为护士有必要帮助患者和家属放弃原有的目标，用替代性满足的方法帮助他们获得新的满足，如用家庭的亲情、护理技术的先进性、护理条件的优势等劝慰患者和家属，使他们从挫折和失望中解脱出来。因此，护士不仅要治病救人，还要善于做一名引导者。

## 三、积极应对护理投诉

随着我国医疗制度改革的不断深化以及人们对自我保健意识的不断提高，越来越多的人开始意识到在就医过程中如何维护自身的权益，从而对医护人员的职业道德、技术水平及服务质量提出了更高的要求。由于受惯性的工作流程及个别护士服务意识相对滞后等因素制约，往往导致护患纠纷，每一位护士都可能遇到被投诉的现象发生，只有掌握一些基本的应对技巧，才能巧妙地处理投诉，把护患纠纷遏制在萌芽状态。

**（一）了解患者投诉的动机及影响因素**

询问当事人，了解投诉事件的原因、经过以及对患者所造成的伤害程度以及患者为什么要投诉、投诉的目的是什么、投诉人与患者的关系、投诉人的文化程度、个性特点、患者对医护人员日常工作的满意程度等。有了充足的准备才利于正确快速地解决纠纷。

## （二）以正确的态度面对投诉人

很多护士害怕患者的投诉，碰到患者投诉不愿意采取必要的措施来解决患者的问题，或联合医生造假，这样只能使投诉的患者或家属更加不满。护士应学会换位思考，站在患者的角度，感受患者当时的心情。既然患者肯花费时间、精力向我们反应问题，那说明我们的工作中肯定存在失误或者有让患者误会的地方。因此，以正确的态度面对投诉人，让其感受到护士的诚意，才能促进投诉问题的解决。

## （三）掌握处理投诉的程序

选择一个安静的场所，把投诉人带离病房或护士站，稳定病房秩序，避免围观，并上报护理管理者或科室负责人。如投诉患者及其家属较多，应妥善安置患者及其他家属，避免多人表态难以沟通，引起不必要的争吵。

管理者处理事情时，要保持头脑冷静，态度端正，礼貌待人，明确自己的目的是为了解决患者所投诉的问题。与投诉者交谈时，要耐心倾听投诉人的讲话，一定要让他把要表达的意思全部讲完，认为对方讲得有道理时可点头示意或用肯定的语言给予鼓励，让投诉人感到被尊重，其投诉时的激动心理会渐渐消失。对于简单的投诉，管理者可直接处理，如果投诉涉及的人员、部门较多，管理者对事情的经过了解得不够全面，就不要轻易表态。应先查看患者的病情，稳定病房秩序，请出双方当事人了解情况，详细记录，并尽快联系相关部门或派人协助处理，让患者看到管理者解决问题的诚意，将患者的不满程度降到最低，避免患者投诉无门而激化矛盾。投诉解决完毕，对于有缺陷的护理服务应记入护理缺陷报告表，组织科室护士学习，深入分析患者的投诉，总结原因，杜绝此类事情的再度发生。

## （四）预防患者投诉的几项措施

（1）护士应提高自身协调与沟通能力的修养，端正为患者服务的思想，为患者提供良好的护理服务。

（2）学会倾听、学会说话、学会道歉。从患者入院到出院，每一个环节都要注重护患沟通的契机和技巧，这样才能有效地避免护患矛盾，减少患者投诉。

（3）管理者应经常深入病房，悉心听取患者的意见，及时发现对护理服务不满意的患者，采取补救措施，将其转化为满意的患者。

（4）护理服务质量出现差错后，患者会更加重视护理服务的质量，他们会仔细观察服务的过程及护士改正服务差错的方法，得当的补救措施如让他们感到满意，则会增强信任感。反之，低质量的服务加上敷衍的补救，会加强患者对护士的不满。

（5）进行护理服务质量跟踪调查，对出院患者随访了解护理工作中的不足，这是住院患者不方便表达的信息，也是发现护理缺陷的最好方法。

只有加强护士安全服务意识的培养和应急能力的培训，掌握一定的沟通艺术，从细节抓起，善于发现工作中的漏洞并及时采取补救措施，才能减少投诉，保证护理工作的安全进行。

## 第三节　跨文化护理中的沟通艺术

### 一、跨文化护理理论的相关知识

跨文化护理是美国护理专家莱宁格博士在20世纪60年代首先提出的护理学的一个亚领域。他认为每个人身上都具有文化特质和一定的文化遗产，这就要求现代护士必须掌握跨文化护理知识，即研究和分析不同文化背景的护理要求、信仰方式和行为方式等，以便向患者提供多层次、多体系、全方位、高水平、有意义的护理工作。

发展跨文化护理的目的在于让护士能为患者提供具有文化特异性和文化共性的护理实践，指引护士提供人性化的安全和有效的文化护理，从而提高护理质量。

跨文化护理是指护士根据患者的社会环境和文化背景，了解其生活方式、道德信仰、价值取向，向患者提供多层次、多系统、高水平、全方位有效的护理，使其处于一种良好的心理状态，愉快地接受治疗和护理。

不同文化背景的人或群体，由于各自文化中的语言符号、认知体系、规范体系、社会组织、物质产品的不同，他们的价值观念、生活方式、风俗习惯和宗教信仰也是不同的，理解他们在一定的文化背景下产生的行为，制定符合个体化的整体护理计划、提供相应的文化护理，满足护理对象生理、心理及社会文化的需求，是现代护理发展的需要。

### 二、跨文化护理沟通的影响因素与障碍

#### （一）跨文化沟通的影响因素

影响跨文化护理的主要因素是文化背景，它包括核心价值观、沟通情景、时间观念、禁忌与习俗、语言差异、非语言符号的差异等。

**1. 核心价值观的影响**

在北美、大多数西欧国家以及澳大利亚、新西兰等国家，人们崇尚个人主义价值观，非常重视个性发展，敢于创新。他们非常重视个人空间和隐私，生活中的一切问题都由个人来决定，他人不能干涉；而亚洲、非洲、中东地区等国家主要持集体主义核心价值观，每个人都隶属于有凝聚力的大家庭，讲究和谐的家庭关系与亲情，忠诚于群体，把群体利益置于个人利益之上。

**2. 沟通情境的影响**

高情境文化背景的人注意非语言信息沟通，喜欢间接灵活的含蓄情境，依赖知觉或内心感觉，不太依赖事实和资料，喜欢迂回式推理来得出结论。通常认为暗示比说出来更重要。低情境文化背景的人惯于直接坦率陈述，依赖明确，内容丰富的情境，强调语言沟通，喜欢直接风格，偏爱直线式推理，依赖事实，注意个人主动性，期待个人成就与表现。

**3. 时间观念的影响**

德国人、美国人认为时间是神圣的，时间与效率紧密相连，因而特别重视时间计

163

划，按钟表来集中精力做事，很少变更，不喜欢被打扰；他们关注未来，非常计较人们对待时间的态度，对不守时的人会极端恼火。而意大利、西班牙、希腊、阿拉伯人对于时间的流逝却毫不在意。

**4. 禁忌与习俗的影响**

（1）中国的习俗与禁忌　汉族、藏族、布依族对长辈不能直呼其名；满族、锡伯族禁吃狗肉；回族、塔吉克族、维吾尔族禁食猪肉，甚至连谈话中也忌带"猪"字或同音字。南方人忌讳数字"4"。藏胞最忌讳别人用手摸佛像、经书、护身符等。

（2）西方习俗与禁忌　在西方若送给患者红白相间的花一定会被赶出病房，它是病房中将有人死亡的征兆。不同国家颜色禁忌不同：埃及人忌黄色；印度人忌白色；泰国人忌红色；比利时人忌蓝色；欧美人忌黑色。许多西方国家都不喜欢"13"号加星期五；日本人忌讳4与9以及由它们组成的数字；欧美人谈话特别注意自己的隐私，也尊重他人的隐私，比如不能向对方询问收入、年龄、住址等。

**5. 语言差异的影响**

语言是特有的文化载体，每个民族都有自己独特的语言和语言规则，即使是同一语言在不同地区也存在方言差异，是跨文化护理中的最大障碍。中国人常称呼德高望重的人为"老"，表示敬意，而英国人最不喜欢被别人称老，阿拉伯人不喜欢直接说"不"，认为用间接的方式来说不愉快的事情会更礼貌。北欧人通常喜欢用更加保守的语言方式交流。

**6. 非语言符号差异的影响**

（1）眼神　不同的文化，眼神的定义不同，同一地区不同区域的人们也有不同。欧裔美国人倾听时眼神是不变的直接的目光接触，说话时偶尔扫一眼对方；而非裔美国人在发言时专注于听者，倾听时低头或者转过头去；阿拉伯人会一直保持直接而专注的眼神注视对方，否则意味着你对他的话题缺少兴趣，对他们缺少尊重。

（2）面部表情　美国文化微笑一般代表友好、快乐和愉快，而很多亚洲文化以微笑代表恐惧或尴尬。

（3）点头　在不同的文化中意义不同。可能是：我在听，并且我同意；我在听，但未必会同意；我不明白，但我会认真听下去；我只是对你鼓励，请继续讲。美国等大多数国家点头表示同意，而保加利亚、斯里兰卡、新斯顿则表示不同意。

（4）触摸　性别、社会文化背景不同，触摸的形式，礼节规范和交往习惯等都不同，阿拉伯人喜欢接触的快感，苏丹人在交往中更讲究接触、拥抱礼、握手礼等。

（5）手势与姿势　同印度、阿拉伯人交往忌用左手递东西，认为左手是不干净的；很多地方用一个手指指向他人是令人不愉快的；在阿拉伯应避免举大拇指。同一姿势的意义也有不同，如懒散的低头走路，多代表心有不快，但美国文化则代表我很轻松。

**（二）跨文化护理沟通的主要障碍**

**1. 语言障碍**

包括语言障碍和语意障碍。语言是社会沟通最重要最基本的工具，由于不同的历史、地域、种族、传统等复杂因素，地球上的语言纷杂多样，即使同一语言，也因地区之别演变成不同的方言。在临床工作中，经常可以看到医护人员听不懂来院就诊的患者及其家属提出的要求，而患者也听不懂医护人员的询问，这就是双方语言不通造成的障碍。即使是相同的语言，也可因沟通者知识结构不同或者沟通一方使用含混不清的词语而造成歧义，是语言不通造成的典型障碍。

**2. 习俗障碍**

习俗即风俗习惯，是在一定的历史背景下形成的，具有固定特点的调整人际关系的社会因素，包括礼节习俗、审美习俗、时间、空间习俗等得不同。它虽然不具有法律的强制性，但它往往使忽视习俗因素的人遭致失败。比如前面已提到过的在中国常将红白相间的花送给患者以示问候，若把这样的花送给西方患者，我们就会被赶出病房，因为在西方人眼里，它是病房中将要有人死亡的征兆，是很不吉利的。

**3. 禁忌不同**

禁忌是一种特殊的民俗事象，与民俗宗教、信仰有关，常被人们视为约束自己行为的准则。护士在与患者的沟通中如果违背了这些特殊的民俗事象、民俗宗教和信仰，就会造成严重的沟通障碍。

## 三、跨文化护理理论的应用与策略

### （一）跨文化护理理论在护理实践中的应用

**1. 了解不同文化患者价值观念的差异，提供个体化护理**

随着国际间交往的日益频繁，人口流动增加，多元文化之间的并存现象越来越普遍。种族之间的差异、东西方文化的差异及个体之间的差异，导致个性化的护理需求日益突出。作为护理工作者，要增加人文知识，了解多元文化，尊重和了解服务对象的文化差异性，有的放矢地满足其需要。

**2. 尊重患者的宗教信仰及风俗习惯**

不同国家、不同民族有各自不同的宗教信仰和风俗习惯，作为护士我们应尊重他们的宗教信仰，了解不同文化的民族忌讳和民族习俗，包括了解他们的饮食禁忌，在不影响治疗、护理的前提下提供合适的饮食护理，以利疾病康复。在护理工作中不要犯忌，以避免文化冲突。

**3. 了解不同语言交流上的差异，使用礼貌语言是交际成功的关键**

语言是人与人之间沟通交流的重要工具，也是一种治疗的辅助方法。护士同患者交流时语言要符合道德要求，有情感、语调柔和、语音轻、语速慢，运用礼貌用语和习惯用语。非语言交流主要表现在体语，在不同文化环境下同一种体态可表示不同的意义，如世界大多数国家点头表示同意，而在保加利亚和尼泊尔则用摇头表示同意。因此，不论是语言还是非语言交流，都要注意不同文化间沟通交流的特点。

**4. 在病情观察、疼痛护理、临终护理、尸体料理等方面均存在差异**

跨文化护理理论是社会多元化发展所向，如在疼痛护理方面，意大利人似乎主要关心疼痛体验的直接性，对他们在特定情境中体验到实际疼痛感觉到不安，而犹太人主要关心疼痛的症状意义；又如尸体料理方面，伊斯兰教的患者死后尸体要进行特殊的沐浴等。

从社会发展来看，以人的健康为中心的跨文化护理符不仅合人们的现实需要，也符合社会进步的要求。医学模式的改变，使护理从疾病护理到以人为中心的整体护理，跨文化护理理论的提出，丰富了整体护理的内容，更是体现了对临床护理实践的指导。它的实施对护士素质提出了更高的要求，要求护士具备多学科、多层次的知识。因此可以说跨文化护理是护理发展的新趋势，护士应努力学习多元化文化知识，适应现代护理发展的需要，使跨文化护理服务在我国得到进一步升华、完善，使我国临床护理方式跟上时代的需求，并努力与国际接轨。

**（二）跨文化护理沟通的应对策略**

**1. 采取与患者文化背景一致的护患沟通方式**

护士应熟悉不同文化中人们的语言及非语言表达方式，与患者进行有效的沟通，达到了解患者的健康状况、心理感受，建立良好护患关系的目的。

**2. 安排合适的个人空间**

不同文化背景的人们对空间的概念是不完全一样的，因此对于不同文化背景的患者在安排病房上应有所区别，例如把文化背景相同或相似的患者安排到同一间病房，以便于交流。

**3. 帮助患者尽快熟悉医院环境**

医疗环境和医院环境会使患者及其家属产生迷茫及恐惧，护士在患者住院时应热情接待，通过入院介绍使患者尽快熟悉和了解医院、病区、病室环境、设备、工作人员、医院的规章制度等文化环境。

**4. 确保与健康有关的环境稳定**

护士工作时，尽量减少对患者的打搅，保持环境安静。改善医院文化环境，设置一个宜人的空间。此外，允许探视、家属陪伴，这样既获得了家属对患者的支持，又减轻了患者在医院环境中的不适感；应用通俗易懂的语言及非语言的方式，对某些诊断、治疗、医学术语进行解释，帮助患者适应医院文化环境。

**5. 尊重患者的风俗习惯**

护士应了解不同民族的风俗习惯，提供适合不同民族习惯的饮食护理，注意不触犯患者的特殊忌讳和民族习俗。此外，在病情观察、疼痛护理、临终护理、尸体料理和悲伤表达方式等方面要尊重患者及其家属的文化模式。

**6. 在观察病情时注意患者生理差别**

不同民族体形、肤色、身体特征、心理状态不同，饮食习惯及对疾病的敏感性和获得性上有许多共同的特点，也存在一些差别，因此护士应正确理解，切不可歧视，掌握服务对象各自的特点，做出准确的护理评估。

总之，随着现代社会的进步，跨文化护理是社会多元化发展的需要，护士通过了解多元文化的相关概念、理论及探讨开展跨文化护理的措施，开展以患者为中心的整体护理，满足服务对象身心、社会、文化及发展的健康需要。

## 目标检测

### 一、单项选择题

1. 术前患者常见的心理问题为（　　）

    A. 焦虑　　　　　　B. 抑郁　　　　　　C. 谵妄　　　　　　D. 愤怒

2. 对患者来说，最重要的、最优先的需要常常是（　　）

    A. 生理需要　　　B. 经济保证　　　C. 良好的就医环境　　D. 家人的理解

3. 张女士，46岁，因上消化道出血入院治疗，之后确诊为胃癌，但尚不知情，患者反复向护士询问自己的病情，护士应（　　）

    A. 将全部病情告诉患者，并详细解释机制

    B. 尽量安慰患者，使其毫无顾虑

    C. 强调有关疾病问题由医生回答

    D. 注意保护性医疗措施，恰如其分地解释病情

### 二、简答题

1. 护理操作用语？
2. 治疗性人际沟通的特征？

### 三、案例分析题

张女士，60岁，乳腺癌术后，情绪低落，表现为烦躁、恐惧、自卑，甚至缺乏治疗信心。术后患者接受化疗，由于化疗药物的毒副作用大，患者出现恶心、呕吐、食欲不振、口腔溃疡等不适，加之术后乳房缺如和脱发，使患者身心两方面受到巨大的创伤。

请问：如果你是护士，在患者进行化疗前该如何与其沟通？

（韩　悦　王　爽）

# 参 考 答 案

## 第一章

**一、填空题**

1. 礼貌、礼节、仪表、仪式

2. 礼貌

**二、选择题**

1. D　2. D

## 第二章

**一、填空题**

1. 社会化功能 、情感和陪伴功能、性规则、经济合作功能

2. 共同生活居住、共同经济核算、相互合作发挥作用

3. 对等式、双握式

4. 书信礼仪，电报礼仪，电话礼仪

**二、选择题**

1. C　D　2. D　3. B　4. D

## 第三章

**一、填空题**

1. TPO 原则、适宜性原则、整体性原则、整洁原则

2. 数量原则、同质同色原则、身份原则、习俗原则

**二、选择题**

1. D　2. B　3. C　4. C　5. C

## 第四章

**一、填空题**

1. 左进左出，前1/2～2/3

2. 年长者，女士，领导

**二、选择题**

1. D　2. C　3. B　4. D　5. A

## 第五章

**一、填空题**

1. 语言、话题、方式

2. 准确

3. 开放式提问、封闭式提问

4. 重述、澄清、归纳总结

**二、选择题**

1. A  2. D  3. D  4. D  5. A  6. A

## 第六章

**一、填空题**

1. 介绍礼仪、电话礼仪、电梯礼仪、见面礼仪

2. 尊者优先

3. 时间适宜、内容简练、表现文明

4. 称呼礼仪、问候礼仪、握手礼仪

**二、选择题**

1. C  2. A  3. D  4. B  5. D  6. A

## 第七章

**一、填空题**

1. 时间性强、劳动强度大、潜在危险多、精神压力大

2. 术后效果

**二、选择题**

1. B  2. A  3. D  4. A  5. C  6. C  7. D  8. A

## 第八章

**一、填空题**

1. 言语沟通、非言语沟通。

2. 信息背景、信息、信息发出者、信息接收着、途径、反馈。

3. 协调关系、社会整合、获得信息、教育学习、管理功能、澄清事实。

**二、选择题**

1. C  2. C  3. B

## 第九章

**一、填空题**

1. 原有社会角色能力的减轻或免除、自控能力下降、渴望得到帮助的愿望增强、康复愿望增强。

2. 三

3. 技术性关系、非技术性关系。

4. 角色压力过重、专业理解不同、主权利争议。

二、选择题

1. A　2. D　3. B　4. D　5. C　6. C　7. A

# 第十章

一、单项选择题

1. B　2. B

# 第十一章

一、单项选择题

1. D　2. D　3. B

# 第十二章

一、单项选择题

1. A　2. A　3. D

# 参 考 文 献

[1] 张然. 现代礼仪教程. 北京：中国纺织出版社，2011.

[2] 王琳. 护理人际沟通. 西安：第四军医大学出版社，2010.

[3] 张书全. 人际沟通. 北京：人民卫生出版社，2009.

[4] 耿洁. 护理礼仪. 北京：人民卫生出版社，2003.

[5] 刘桂英. 护理礼仪. 北京：人民卫生出版社，2004.

[6] 赖晓琴. 护理礼仪. 南昌：江西科学技术出版社，2008.

[7] 高达玲. 护理礼仪与形体训练. 南京：东南大学出版社，2006.

[8] 刘宇. 护理礼仪. 北京：人民卫生出版社，2006.

[9] 李晓阳. 护理礼仪. 北京：高等教育出版社，2004.

[10] 冷晓红. 人际沟通. 北京：人民卫生出版社，2006.

[11] 陈芬. 护理礼仪与人际沟通. 南京：东南大学出版社，2009.

[13] 汪洪杰. 护理人际沟通. 郑州：郑州大学出版社，2008.

[13] 陈杰峰. 护理人际沟通. 西安：第四军医大学出版社，2010.

[14] 高燕. 护理礼仪与人际沟通. 北京：高等教育出版社，2008.

[15] 梁银辉. 护士礼仪. 北京：高等教育出版社，2004.

[16] 位汶军. 护理礼仪与形体训练. 北京：中国医药科技出版社，2009.

[17] 徐国庆. 医学生礼仪. 北京：人民卫生出版社，1999.